中国百年百名中医临床家丛书

刘弼臣

于作洋　编著

刘弼臣　审阅

中国中医药出版社

·北京·

图书在版编目（CIP）数据

刘弼臣 / 于作洋编著 . -- 北京：中国中医药出版社，2001.04
（2024.11重印）

（中国百年百名中医临床家丛书）

ISBN 978 – 7 – 80156 – 181 – 7

Ⅰ.①刘⋯　Ⅱ.①于⋯　Ⅲ.①中医学临床—经验—中
国—现代　Ⅳ.① R249.7

中国版本图书馆 CIP 数据核字（2001）第 016313 号

中国中医药出版社出版

北京经济技术开发区科创十三街 31 号院二区 8 号楼
邮政编码　100176
传真　010-64405721
廊坊市佳艺印务有限公司印刷
各地新华书店经销

开本 850×1168　1/32　印张 5.5　字数 128 千字
2001 年 4 月第 1 版　2024 年11月第 4 次印刷
书号　ISBN 978 – 7 – 80156 – 181 – 7

定价　25.00 元
网址　www.cptcm.com

服 务 热 线　010-64405510
购 书 热 线　010-89535836
维 权 打 假　010-64405753

微信服务号　zgzyycbs
微商城网址　https://kdt.im/LIdUGr
官 方 微 博　http://e.weibo.com/cptcm
天猫旗舰店网址　https://zgzyycbs.tmall.com

如有印装质量问题请与本社出版部联系（010-64405510）

出版者的话

祖国医学源远流长。昔岐黄、神农，医之源始；汉仲景、华佗，医之圣也。在祖国医学发展的长河中，临床名家辈出，促进了祖国医学的迅猛发展。中国中医药出版社为贯彻卫生部和国家中医药管理局关于继承发扬祖国医药学，继承不泥古、发扬不离宗的精神，在完成了《明清名医全书大成》出版的基础上，又策划了《中国百年百名中医临床家丛书》，以期反映近现代即20世纪，特别是新中国成立50年来中医药发展的历程。我们邀请卫生部张文康部长做本套丛书的主编，卫生部副部长兼国家中医药管理局局长佘靖同志、国家中医药管理局副局长李振吉同志任副主编，他们都欣然同意，并亲自组织几百名中医药专家进行筛选，经过几年的艰苦努力，终于在21世纪初正式问世。

顾名思义，《中国百年百名中医临床家丛书》就是要总结在过去的100年历史中，为中医药学做出过巨大贡献、深受广大群众爱戴的中医临床家的学术思想和临床经验，并发扬光大，让他们优秀的医疗经验代代相传。百年轮回，世纪更替，今天，我们又一次站在世纪之巅，回顾历史，总结经验，以求更好地发展，更快地创新，使中医药学这座伟大的宝库永远取之不尽、用之不竭，更好地服务于人类，服务于未来。

本套丛书第一批计划出版140种左右，所选医家均系在中医临床方面取得卓越成就，在全国享有崇高威望且具有较高学术造诣的中医临床大家，包括内、外、妇、儿、骨伤、针灸等各科的代表人物。

本套丛书以每位医家独立成册，每册按医家小传、专病论治、诊余漫话、年谱四部分进行编写。其中，医家小传简要介绍医家的生平及成才之路；专病论治意在以病统论、以论统案、以案统话，即将与某病相关的精彩医论、医案、医话加以系统整理，便于临床学习与借鉴；诊余漫话则系读书体会、札记，也可以是习医心得，等等；年谱部分则反映了名医一生中的重大事件或转折点。

本套丛书有两个特点是值得一提的：其一是文前部分，我们尽最大可能收集了医家的照片，包括一些珍贵的生活照、诊疗照，以及医家手迹、名家题字等，这些材料具有极高的文献价值，是历史的真实反映；其二，本套丛书始终强调，必须把笔墨的重点放在医家最擅长治疗的病种上面，而且要大篇幅详细介绍，把医家在用药、用方上的特点予以详尽淋漓地展示，务求写出临床真正有效的内容，也就是说，不是医家擅长的病种大可不写，而且要写出"干货"来，不要让人感觉什么都能治，什么都治不好。

有了以上两大特点，我们相信，《中国百年百名中医临床家丛书》会受到广大中医工作者的青睐，更会对中医事业的发展起到巨大的推动作用。同时，通过对百余位中医临床医家经验的总结，也使近百年中医药学的发展历程清晰地展现在人们面前，因此，本套丛书不仅具有较高的临床参考价值和学术价值，同时还具有前所未有的文献价值，这也是我们组织编写这套丛书的初衷所在。

中国中医药出版社

2000 年 10 月 28 日

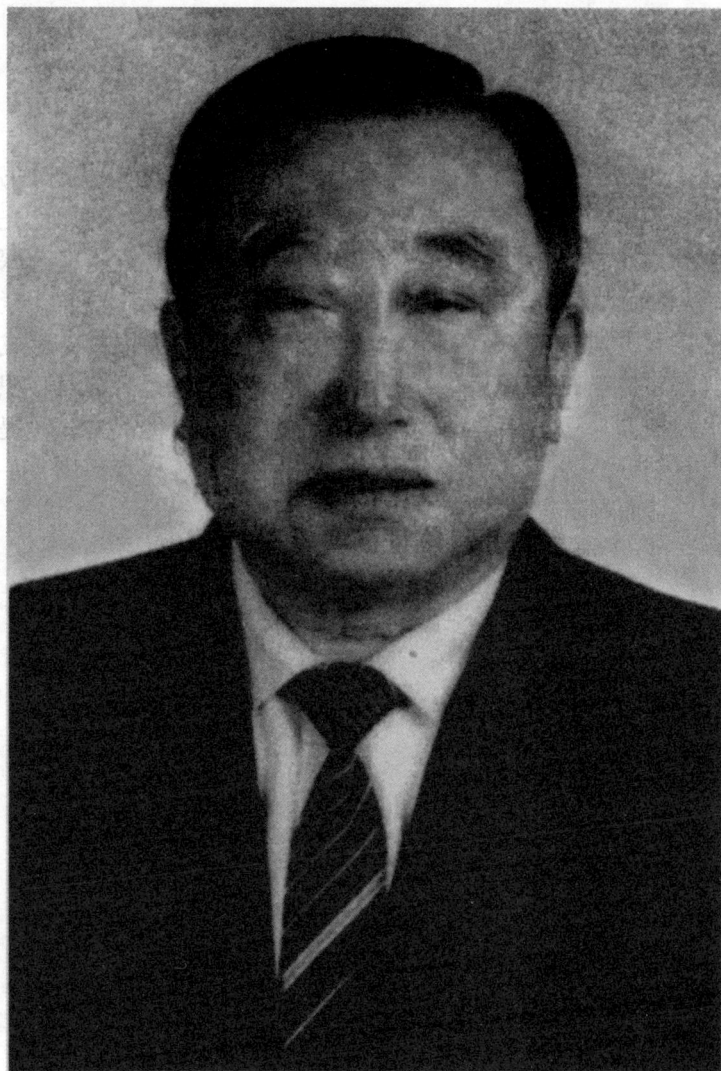

刘弼臣教授

内容提要

　　本书系《中国百年百名中医临床家丛书》之一种，该书介绍了国内外知名中医儿科医家、"京城小儿王"刘弼臣先生的生平传略、学术思想及临证经验。刘老中医药理论深厚，博览群书，继承并融会诸家之长，将理论与临证实践紧密结合，勇于创新，积 50 年的医疗经验及教学体会，形成自己"精于五脏证治，突出从肺论治"的学术思想，对脑积水、抽动－秽语综合征等多种疑难病及 30 余种常见病，提出有创见性的治疗原则及论治方剂，为中医工作者提供了一本珍贵而有新意的儿科临证研究专著。

序

余 14 岁开始从师于姑丈孙谨臣学医，从而走上了苦苦寻求医术之道的漫漫之路。曾在上海复兴中医学校学习，问业于时逸人等中医名家，毕业后悬壶于家乡。1956 年进入第一期江苏省中医学校师资班深造，1957 年奉调入北京中医学院方剂教研室。自北京中医学院附属东直门医院建院后，即从事中医儿科的医、教、研工作。

几十年的临床实践，使我倍感中医之博大精深，余对《内经》《难经》《伤寒论》《神农本草经》和《温病条辨》等有所研究和体会，尤崇尚钱乙、万密斋二位医家的学术思想。对五脏证治进行了多年的研究和探索，力求师古而不泥古，创新而不离经，逐步形成了"精于五脏证治，突出从肺论治"的特点。如以从肺论治立法研制的"调肺养心冲剂"，治疗小儿病毒性心肌炎，显效率达到 90% 以上，居国内外领先地位。研制的"复力冲剂"治疗小儿重症肌无力，被国家列为"七五"重点攻关项目，1991 年获得国家科技进步三等奖。另外，对小儿脑积水、肾炎、肾病、哮喘、抽动-秽语综合征等疑难杂病，均突破常法，提倡组织科研攻关，采用辨病与辨证相结合的方法治疗，取得了较好的疗效。

余的研究生跟随吾数年，他曾有意将我的言传笔录及验案整理成册，欣闻中国中医药出版社隆重推出总结整理百年百名名老中医的临床经验，可谓造福于更多的广大患者，是继承和发扬中医事业的又一重大举措。吾的临床体会总结整理成册后，求余为之作序，细细读来，倍感亲切，仿佛发自吾内心之言，指导弟子行医的情景，跃然于纸上，似一阵清新之风，扑面而来，感慨颇多，希望本书能够对广大同道有所启发和借鉴。因此，余乐之为序。

刘弼臣
2000 年 6 月 20 日于北京

编者的话

恩师刘弼臣教授是我国著名的中医儿科专家，曾任第八届全国政协委员，第七、第八、第九届北京市人大代表；曾任中国中医儿科学会副会长、名誉会长，中国中医药高等教育学会儿科分会理事长，中医儿科科研成果评审会主任。1990年被国家人事部、国家卫生部及国家中医管理局确定为首批全国名老中医师承教学导师，是国家第一批享受政府特殊津贴的专家，是国家教委确定的全国首批终身教授之一。他把毕生心血倾注入中医儿科临床、教学和科研工作，以自己的精湛医术和高尚品德享誉海内外，受到人民的爱戴，被誉为"京城小儿王"。

先生师古而不泥古，创新而不离经，因而逐渐形成了自己独特的"精于五脏证治，突出从肺论治"的学术思想体系。他博览群书，博采众长，崇尚实践，医术精湛，经验丰富。对于一些疑难杂症，善于科研攻关，如抽动－秽语综合征、病毒性心肌炎、重症肌无力等，经过多年的临床研究，形成了独到的治疗方法。他不循常规，独辟蹊径，匠心独运，从常人意想不到之处入手，每多巧发而奇中，收到了较好的疗效。

我有幸随师学习，从他身上不仅学到了许多宝贵的临床经验，更重要的是从他身上学到了严谨的科学作风和对中医儿科事业兢兢业业的奉献精神，这将使我受益终身。

　　将恩师的宝贵临床经验总结汇集成册，以造福于普天众婴童，这是我最大的心愿，亦是对恩师最好的报答。全书分为四部分：刘弼臣先生小传，专病论治，诊余漫话，年谱。虽广集先生病志验案，尽寻先生口传笔录，数易其稿，尚唯恐有所疏漏。由于作者水平有限，难免挂一漏万，书中亦难免有不足之处，恳请广大读者批评指正，以便今后进一步完善。

于作洋

2000 年 5 月 1 日于北京中日友好医院

目　录

医家小传

　　刘弼臣，男，1925年生，江苏省仪征市人。14岁开始学医，从师于其姑丈即名噪一时的"小儿神医"孙谨臣，其姑丈给他起名"弼臣"意即为民行医，弼亮为臣。他信奉"不为良相，即为良医"，从而走上了苦苦寻求医术之道的漫漫之路。进入上海复兴中医学校学习，曾问业于时逸人等中医名家。毕业后悬壶于家乡，曾任家乡联合中医诊所所长，卫生工作者协会协会主任。1956年进入第一期江苏省中医学校师资班深造，1957年奉调入北京中医学院（现北京中医药大学）方剂教研室。北京中医学院附属东直门医院建院后，即从事中医儿科的医、教、研工作，任中医研究室主任。曾当选为第八届全国政协委员，第七、第八、第九届北京市人大代表；曾兼任中国中医学会理事，中国中医儿科学会副会长、名誉会长，北京中医学会儿科委员会副主任，中国中医药高等教育学会儿科分会理事长，中国中医药高等院校教材编审委员，《医学百科全书》中国医学编委，中医儿科科研成果评审会主任，《人民日报·海外版》顾问等职。是我国著名的中医学家，中医教育学家，中医儿科临床专家。1979年被确定为中医儿科硕士研究生导师，1990年被国家人事部、国家卫生部及国家中医管理局确定为首批全国名老中医师承教学导师，是国家第一批享受政府特殊津贴的专家，是国家教委确定的全国首批终身教授之一。

刘弼臣教授从事儿科专业50余年，把毕生心血倾注于儿科临床、教学和科研工作，倾注于儿童卫生保健事业，以自己的精湛医术和高尚品德享誉海内外，受到国内外医界的敬仰，受到人民的爱戴。他治学严谨，诲人不倦，对学生总是言传身教，悉心指导，被尊为"一代宗师"。他博览群书，博采众长，崇尚实践，医术精湛，经验丰富。在中医理论方面造诣颇深，对《内经》《难经》《伤寒论》《神农本草经》《温病条辨》等经典著作，以及各家学说均有深入研究和精深体会。他善于继承和融会历代医家之长，对钱乙、万密斋的学术思想尤为重视，在五脏证治方面进行了深入细致的钻研和探索，不但全面地继承，而且有所发扬和创新。他师古而不泥古，创新而不离经，因而逐渐形成了自己独特的"精于五脏证治，突出从肺论治"的学术思想体系。如小儿病毒性心肌炎，以肃肺祛邪、清热利咽、疏风通窍、宣肺通腑、护卫止汗五法灵活运用，并创制"调肺养心冲剂"，显效率达到90%以上，居国内外领先地位。

对于一些疑难杂症，善于科研攻关，如抽动-秽语综合征、病毒性心肌炎、重症肌无力等，经过多年的临床研究，形成了独到的治疗方法。他往往不循常规，独辟蹊径，独具匠心，化生新意，从常人意想不到处入手，每多巧发而奇中，收到意想不到的效果。如小儿脑积水症，根据"至高之巅，唯风可到"的理论，创立了"息风利水"法；小儿肾炎、肾病，在中医学水肿理论指导下，创制了"鱼腥草汤"；小儿宿喘不愈，其机理为肺气耗散，创制了"镇喘蜜膏"，收到了敛肺平喘之效。重症肌无力，是目前乃至世界公认的一种疑难病，国家将此列入"七·五"重点攻关项目，他根据"病在肌肉，症在无力"的特点，经过大量的临床研究，研制出疗效显著的"复力冲剂"，1991年获得国家级科技进步三等奖。小儿抽动－秽语综合征，当前世界上对其发病原因尚未阐明，他根据临床表现的"运动障碍、行为障碍、思维障碍、人格障碍"四大特征，首先提出属于"变态反应疾病"的新见解，并以"风痰"立论，"从肺论治"收到了良好疗效。

50多年来，经历了半个多世纪的风风雨雨，他肩负着繁重的医疗教学和科研任务，仍然笔耕不辍，编著了很多中医儿科专著，在全国医学杂志上曾发表百余篇有学术价值的论文，1995年获得美国"国际人体科学大会"论文金奖；1996年美国柯尔比医学情报中心医学部授予"国际著名替代医学专家"；1997年亚太国际出版有限公司评审确定为世界名医。他所追求的一个目标，就是为儿童解除疾苦，他亲手医治的患儿难以计数，并且通过"函诊"为海内外千万患儿家庭带给了希望和幸福，故被广大群众冠以"京城小儿王"的美誉。

专病论治

抽动－秽语综合征

　　抽动－秽语综合征（tourette syndrome，Ts），是儿科神经精神系统疾病之一，本病是以不自主抽动，伴有言语障碍症状为主的综合征，是一种儿童时期起病，临床上以多发性不自主抽动及发声为主要特征的锥体外系疾病。同时是一种遗传性神经精神疾病，遗传方式倾向于常染色体显性遗传伴不完全的外显率。在美国，该病年发病率为 0.005/10000，普通人群中的发病率为 0.07‰，男女性发病之比为 3∶1~4∶1，男性多见。近年来有增多的趋势，90% 在 10 岁以前发病。本病的病因至今尚未明确。

　　刘老认为，抽动－秽语综合征的病因有内外之区别，其病机有虚实的不同，病理表现亦颇为复杂，实证多与风、痰、气、火密切相关，虚证又兼有阴、血之变。且病程中往往可由实致虚，也可由虚致实，出现虚实夹杂之候，故辨证论治首先要辨虚实。实证，一般起病急，病程较短，抽动强劲，频频发作，脉象有力，舌质红，苔黄或黄腻。虚证，一般起病缓慢，病程较长，多由于抽动日久或由实证转来，抽动无力，时发时作，舌淡苔白或舌质红少苔，脉细弱无力，或脉细数。实证，又须辨是肝亢风动，还是痰火扰神；虚证，又须辨是脾虚肝亢，还是阴虚风动。论治分述如下。（对本病的理论探讨见"诊余漫话"）

1. 肝亢风动

多由五志化火或六淫引发，以致风阳暴张，木失条达，郁结不疏，化火生风，风盛则动，表现为摇头、耸肩、挤眉、眨眼、噘嘴、喊叫、踢腿频繁有力，伴有烦躁易怒，胁下胀满，面红目赤，大便秘结，小便短赤，舌质红，苔黄，脉实有力。治疗当清泻肝火，息风化痰。方药可选用泻青丸加减，药如龙胆草、山栀、制大黄、防风、羌活、当归、川芎、钩藤、菊花、大白芍、全虫、蜈蚣。如咽喉不利者，则佐以清热利咽之品，冀其肝风一平，则诸症自可减轻。

例1：王某，男，8岁，湖北省武汉市人。1996年3月6日初诊。

患者于2年前由于精神过度紧张而出现眨眼、耸鼻，而后出现耸肩、摇头、喉中吭吭出声，遂到省医院就诊，曾做头颅CT、脑电图等均无异常。诊为"抽动-秽语综合征"，给予氟哌啶醇等治疗，症状时好时坏。今慕名来京求刘老诊治。刻下症：眨眼，耸鼻，耸肩，摇头，喉中吭吭出声，性情急躁，骂人，纳可，二便调，舌红苔黄腻，脉弦滑数。诊为肝风证，证属风痰鼓动，治宜调肺平肝，息风化痰。处方：辛夷 10 克，苍耳子 10 克，玄参 10 克，板蓝根 10 克，山豆根 5 克，木瓜 10 克，半夏 5 克，伸筋草 15 克，天麻 3 克，钩藤 10 克，黄连 3 克，蝉衣 5 克，僵蚕 10 克，大白芍 30 克，全虫 3 克。20 剂，并嘱停服西药。

二诊：诸症明显减轻，唯大便秘结，二日一行，上方加制军 10 克。又以上方加减治疗 3 个月，痊愈。

按：抽动 - 秽语综合征，刘老认为属肝风证，本源在肝，病发于肺，系风痰鼓动，横窜经隧，形成阳亢有余，阴静不足，平衡失制所致。治疗宜采用调肺平肝，息风化痰之法。方中辛夷、苍耳子宣肺通窍畅气机，玄参、板蓝根、山豆根清热解毒利咽喉，祛邪护肺安内宅，防止外风引动内风，更重要的是使肺金保持正常的功能状态。调肺可佐金平木，又可防肝木有余乘脾土，脾土不虚，痰湿难生，配合天麻、钩藤、白芍、蝉衣、半夏、僵蚕、全虫等平肝息风化痰之品，相得益彰，风痰何以鼓动？本例收效，妙在调肺平肝。

例 2：赵某，男，6 岁。1990 年 6 月 11 日初诊。

频发点头、耸肩、四肢抽动已 1 年有余，曾经在某医院检查诊断为抽动 - 秽语综合征，间断服用西药治疗，效果不佳。现仍频频点头、眨眼、耸肩、努嘴、四肢抽动有力，烦躁不安，性情固执，不愿与医生合作，便干溲赤，舌红苔白厚，脉弦数。证属肝亢化火，厥阴风动，治疗当泻肝清火，息风镇静。方选泻青丸加减，处方如下：

龙胆草 10 克，山栀 3 克，制军 10 克，羌活 5 克，防风 10 克，当归 10 克，川芎 5 克，钩藤 10 克，白芍 30 克，全虫 3 克，蜈蚣 1 条。

14 剂，每日 1 剂，水煎服。

二诊：药后大便通畅，身出微汗，烦躁、抽动症状明显减轻，唯劳累或激动时尚有发作，自觉咽中不适，时作吭声，检查咽部红赤，舌红苔白，脉象数而微弦。治疗当清热利咽，佐以平肝息风。处方如下：

玄参10克，板蓝根10克，山豆根5克，生甘草3克，桔梗5克，研牛子10克，龙胆草10克，山栀3克，黄芩10克，钩藤10克，蝉衣3克，僵蚕10克。

14剂，每日1剂，水煎服。

三诊：药后诸症基本消失，予息风静宁冲剂以巩固疗效，未再复发。

按：《素问·阴阳应象大论》云："风胜则动"，《素问·至真要大论》又云："诸风掉眩，皆属于肝"，故凡一切抽动、抽搐、震颤、痉挛等都为风邪偏胜之象，属于肝风内动之征。由于风为阳邪，其性善行而数变，往往因风而生痰，亦可因痰而生风，风痰窜动，上扰神窍，以致抽动、秽语不休。临证之时必须审证求因，因证相宜，恰当治疗，方不致误，本例患儿性情固执，木失条达，郁结不展，化火生风，形成肝亢风动之征，频频摇头耸肩，筋脉失展，而肢体抽动有力，长期不已。故用羌活、防风引火上行，散火于外；当归、川芎、白芍养血润燥，疏之于内；钩藤、菊花、蜈蚣、全虫通络解痉，以治风动。由于肝亢化火，非苦寒泻火之品不能平，故用龙胆草大苦大寒，直泻肝火，山栀、大黄通利二便，导热从下而出。用药两周后抽动即明显减轻。后因咽部不适，转拟清热利咽，兼佐平肝息风，前后六周诸证消失，为巩固疗效，复调治3个月，一年后追访，精神饮食如常，病未复发，而彻底告愈。

2. 痰火扰神

小儿过食肥甘厚味，湿热痰浊内生，痰热郁久，痰火扰动，扰动心神，故起病急骤，头面、躯干、四肢不同部位的肌肉抽动，甚或骂人，喉中痰鸣，烦躁口渴，睡眠不安，舌红，苔黄或腻，脉弦滑数。治疗当清热涤痰，宁心安神。方药可选用礞石滚痰丸加减，药如青礞石、黄芩、制大黄、沉香末、石菖蒲、郁金、陈皮、半夏、钩藤、天竺黄、全虫、竹沥水。痰火一清，则神自安宁，而抽动、秽语自平。

例：刘某，女，9 岁。1991 年 1 月 25 日初诊。

病经年余，起病时突然挤眉弄眼，手足抽动，性急心烦，痰鸣怪异，曾经外院检查脑电图正常，诊为抽动－秽语综合征，1 年来服药收效不显。现仍挤眉眨眼，手指抽动，自诉头后部沉重，必须一动为快，性急不安，口唇干红，喉中痰声辘辘，小便黄赤，大便干秘，舌红苔白腻，脉弦滑略数。证属痰火旺盛，阳邪亢逆，治当豁痰清火，镇静安神。方选礞石滚痰丸加减，处方如下：

青礞石 10 克（先下），黄芩 10 克，制军 10 克，沉香末 1 克（冲），石菖蒲 10 克，郁金 10 克，陈皮 5 克，半夏 5 克，钩藤 10 克，天竺黄 10 克，全虫 3 克，竹沥水 1/4 瓶（兑服）。

14 剂，每日 1 剂，水煎服。

二诊：药后诸症明显好转，抽动次数减少，痰已基本消失，唯头仍感沉重，易困倦，舌脉如上。痰火上扰之势已遏，拟温胆宁神以善后，处方如下：

柴胡 10 克，黄芩 10 克，陈皮 5 克，半夏 5 克，茯苓 10 克，甘草 3 克，枳壳 5 克，竹茹 5 克，钩藤 10 克，菊花 10 克，生姜 2 片，大枣 5 枚。

14剂后诸症悉平，再以上方加减调治一月而安，未复发。

按：本例患儿身体较胖，喜欢吃甜味及肉类食品而生痰，且性情急躁，气逆化火，津液被灼，结而成痰，故用大黄、黄芩苦寒降火泻热；礞石镇逐顽痰；沉香降气。气化则痰化；加用菖蒲、郁金、天竺黄以清热，豁痰开窍；橘皮、半夏、竹沥以增强化痰作用；钩藤、全虫平肝息风以制动。故服药两周后痰消动减，病势基本遏止，改用温胆汤加减调治，遂收热清痰化神宁之功。

3. 脾虚肝亢

素体脾虚或久病体弱，导致脾虚肝亢，出现肌肉抽动无力，时发时止，时轻时重，精神倦怠，面色萎黄，食欲不振，睡时露睛，神疲性急，喉中时有吭吭声，声低力弱，大便溏薄，舌质淡，苔薄白，脉细弱无力。治疗当扶土抑木，缓肝理脾。方药选用钩藤异功散加减，药如太子参、茯苓、白术、白芍、炙甘草、钩藤、陈皮、半夏、焦三仙、鸡内金、香稻芽、全虫、生姜、大枣。以期脾胃渐强，肝风自已。

例：王某，女，8岁。1991年5月27日初诊。

平素体弱纳差，近一年来出现挤眉眨眼，摇头耸肩，经几家医院检查均诊为抽动 - 秽语综合征，家长因小孩长期服用西药镇静，恐其产生副作用，故来我院就诊。

患儿抽动，发作不定，时发时止，不能自控，动时无力，面色白而无华，精神疲乏，性急，喉中吭吭，痰声作响，音低力弱，纳食甚差，大便时干时溏，舌淡苔白，脉细弱。治宜缓肝理脾，强土制木，方选钩藤异功散加减：

太子参10克，茯苓10克，白术10克，白芍10克，炙甘草3克，钩藤10克，陈皮5克，半夏5克，焦三仙各10克，鸡内金10克，香稻芽10克，全虫3克，生姜2片，大枣5枚。

14剂，每日1剂，水煎服。

二诊：上药进14剂后，纳食有所增加，每日一次大便，未再溏泄，抽动次数减少，稍能自控，唯尚有痰鸣，苔白脉缓。病情大有好转，尚未进入坦途，治当健脾益气，以助运化。处方如下：

党参10克，黄芪10克，茯苓10克，炒白术10克，白芍10克，炙甘草3克，陈皮5克，半夏5克，钩藤10克，焦三仙各10克，鸡内金10克，香稻芽10克，生姜2片，大枣5枚。每日1剂。

三诊：隔3周未诊，迭进数剂，诸症基本消失，抽动停作，痰鸣亦已，纳食增加，精神状态好，行为能自控，唯面色欠华，四肢乏力，苔薄白，脉细缓。此为病久伤正，气血未复，拟益气和血，扶正调中，八珍汤加减，以为善后。坚持治疗3月，随诊未再复发。

按：脾属土，肝属木，相互生克制化，肝木亢逆，可以克土，脾虚气弱，也可引起肝亢。临证时应详细地辨治，才能有的放矢。本例素质较差，脾弱气虚，在生克制化方面随时都能肝木乘土，引起风动痰生，出现筋惕肉𥆧，肢体蠕动，喉中痰鸣，声低力弱等症，然与肝亢风动，一虚一实迥然有别，不可同日而语，治应扶土抑木，缓肝理脾，既可制止风动，亦可杜绝痰生。盖脾为生痰之源，脾胃强健自能转输运化，痰何由生？且土脏受荫，则肝亢自平。故用党参、太子参、黄芪、茯苓、炒白术健脾益气以补虚，钩藤、全虫通络息风以制动，白芍、炙甘草酸甘合化以柔肝，焦三仙、鸡内金、香稻芽增进食欲助消化，陈皮、半夏燥湿和中以除痰，生姜、大枣调和营卫以养正。诸药合用共奏扶土抑木之功，终收到理想的效果。

4. 阴虚风动

抽动日久，或热病伤阴，阴血内耗，水不涵木，阴虚风动，证见形体憔悴，精神疲惫，五心烦热，挤眉弄眼，耸肩，肢体震颤，时有喉中吭吭声，大便秘结，舌质红少苔，脉细数。治疗当滋水涵木，育阴潜阳，方药选用三甲复脉汤加减，药如制鳖甲、龟板、生牡蛎、白芍、炙甘草、茯神、钩藤、全虫、阿胶、鸡子黄，冀其育阴潜阳以平风动。

例：王某，男，5 岁。1991 年 5 月 24 日初诊。

患儿自 3 岁开始出现不自主的摇头，眨眼，耸肩，喉中吭吭作响，曾经多家医院检查确诊为抽动－秽语综合征，一直服用西药，症状控制不理想，且药后口角流涎不已，家长因其疗效不佳且有副作用，特来门诊求治。

症见：患儿时发不同部位的肌肉抽动，形体瘦弱，精神欠佳，手足心热，夜寐盗汗，口干不欲饮，舌红少苔，脉细数。证属阴虚风动，治以滋阴息风以潜阳亢。方药选用三甲复脉汤加减，处方如下：

炙鳖甲 15 克（先下），生牡蛎 15 克（先下），败龟板 15 克（先下），大白芍 10 克，炙甘草 3 克，茯神 10 克，钩藤 10 克，全虫 3 克，清阿胶 10 克（烊化），鸡子黄 1 枚。

每日 1 剂，水煎服。

二诊：迭进 20 余剂，诸症明显好转，盗汗已解，抽动甚微，唯体弱纳尚少，舌苔光红，脉仍细数，改拟一贯煎加减以养肝胃之阴。处方如下：

北沙参 10 克，枸杞 10 克，五味子 10 克，川楝子 10 克，石斛 10 克，麦冬 10 克，生地 10 克，炙鳖甲 15 克（先下），生谷、麦芽各 10 克，钩藤 10 克，蜈蚣 1 条。

每日 1 剂，水煎服。

三诊：上方服用 3 周，抽动未作，体稍丰满，纳食渐进，舌苔满布，脉缓滑。仍以原法增减，继服一月，随访至今，未再复发。

按： 人体的正常活动依赖于阴阳的相互平衡，相互制约和维系，所谓"阴平阳秘，精神乃治"。一旦阴阳乖张，失去平衡，便将产生百病。如阴虚液亏，则阴不治阳，阳邪亢动最易化火化风，出现抽动时发，眩晕眼花，烦躁不宁，潮热盗汗等症。本例病经年余，抽动不已，手足心热，夜寐盗汗，舌红少苔，脉来细数。故用鳖甲、龟板、牡蛎、白芍潜阳摄阴，镇肝息风；茯神、钩藤、全虫通络舒筋以制抽动；炙甘草和中缓急；阿胶、鸡子黄血肉有情之品，具有填精镇摄作用，药证合拍，迅速收到滋阴息风之效。由于龟板、牡蛎、阿胶、鸡子黄为滋腻之品，服后常可碍胃，故转用一贯煎加生谷麦芽养阴醒胃以助消化，终于诸症悉平。

病毒性心肌炎

病毒性心肌炎（viral myocarditis）是由病毒侵犯心肌，引起心肌细胞的变性坏死或间质性炎症。随着诊断水平的不断提高，病毒性心肌炎的发病率有增高的趋势。本病属于中医"心悸""怔忡""胸痹"等范畴。由于本病具有温病的特点，刘老认为本病亦应属"温病"的范畴。经过多年的潜心研究，突出"从肺论治"，研制的"调肺养心冲剂"治疗本病疗效显著，兹介绍如下。

病毒性心肌炎，最常见外因为感受风热邪毒，其次为感受湿热邪毒，内因正气不足所致。感受风热邪毒则发为风温，多见于冬春季节。风热邪毒或从皮毛而入，或从口鼻上受，肺首当其冲，即"温邪上受，首先犯肺"。先犯上焦肺卫，表现为发热、微恶寒、咳嗽、口微渴、舌质红苔薄白或薄黄、脉浮数。风热邪毒具有变化迅速的特点：一是可入里化热，炼津为痰，痰热壅阻，上扰心神，则心神不安，故表现为胸闷、咳嗽、心悸等。二是"逆传心包"，即损伤心脏。这与温病常说的"逆传心包"不同，后者主要指表现为神志异常如神昏、谵语等症。《灵枢·邪客》云："心者，五脏六腑之大主也，精神之所舍也，其脏坚固，邪弗能容也。容之则心伤，心伤则神去，神去则死矣。故诸邪之在于心者，皆在于心之包络"。强调心脏的重要性，心脏不可受邪侵。他认为当邪气过盛，正气不支，则邪气可深陷，可直接损害心脏，导致心气不足，心阳虚衰，心阳暴脱，则表现面色㿠白、心悸气短、汗出肢冷、脉微欲绝等，甚至可导致阴阳离决，出现猝死。三是易耗气伤阴，日久则可出现气阴两虚，气虚则血行无力，再加之阴虚则脉道涩滞，故可出现气滞血瘀。风热邪毒致病，若及时治疗，病邪祛除亦快，病程相对较短。

感受湿热邪毒则发为湿温，多见于夏秋季节。湿热邪毒多从口鼻而入，由于同气相求，故湿热邪毒虽外受，但好犯中焦脾胃，湿热上扰心神，表现为胸闷、腹胀、腹泻、恶心呕吐等症状。湿热邪毒，一方面易阻遏气机，影响血液的运行，导致气滞血瘀，心脉失养则心悸、胸痛；另一方面易困脾阳，日久则心阳不振，胸闷、心悸乃作。湿热致病病势缠绵，传变较慢，这是因为湿性黏腻缠绵，所以临床表现为病程较长，且愈后易于复发。

刘弼臣教授对于病毒性心肌炎进行了长期的临床研究，经历了从心论治、从脾论治、从肺论治的探索过程，总结出了一套完整的独特的辨证论治体系，并从整体观念出发，大胆地提出了"治心不止于心，调理它脏以治心"新观点，兹介绍如下。

1. 从心论治

小儿脏腑娇嫩，形气未充，抗御外邪的能力较弱，易为外邪所伤。外感邪毒，侵犯心脉，气血阴阳受损，是本病的基本病机。小儿病毒性心肌炎，心脏听诊可有第一心音低钝，或者有早搏，轻者无自觉症状，仅做心电图和化验心肌酶时发现。临床表现：或发热，有明显乏力，面色苍白，多汗，心悸气短，胸闷，头晕，心前区不适，手足凉，肌痛或腹痛等症状（至少2项），小婴儿可有拒食、发绀、四肢凉等表现。

病毒性心肌炎，急性期以邪毒侵心为主要特征。邪毒侵犯人体，可由鼻咽或皮毛而入，袭肺损心；或从口而入，损伤脾胃，蕴湿郁热，上犯于心；或因外邪袭表，导致营卫不和，侵及血脉，先伤心体，继损心用。故刘老主张从心论治，直达病所，提出"清热解毒护心"是治疗病毒性心肌炎的基本大法之一。

（1）风热袭肺侵心：常见发热、微恶寒、鼻塞流涕、咳嗽咽痛，同时可兼见面色苍白、多汗。较大患儿可自诉乏力、心悸胸闷、气短等不适，舌质红，苔薄黄或薄白，脉浮数。证属风热邪毒袭于肺卫，郁而不解，内侵于心。治疗宜以疏风清热，解毒护心为法，方选银翘散加减。药如银花、连翘、荆芥、牛蒡子、竹叶、薄荷、桔梗、玄参、板蓝根、丹参、苦参、芦根、甘草等，随症加减。

（2）湿热上扰心神：多见于夏秋季节，常见寒热起伏、全身酸痛、恶心呕吐、胸闷心悸、倦怠乏力、腹痛腹泻、脘闷纳呆、舌质红苔黄腻、脉濡结。治疗宜以清热利湿，宁心安神为法，方选葛根芩连汤加减。药如葛根、黄芩、黄连、甘草、藿佩梗、苏梗、丹参、苦参、半夏、泽泻、木香、厚朴等，随证加减。

（3）痰热内蕴扰心：常见发热咳嗽、痰多色黄、心烦失眠、胸闷心悸、乏力、舌质红苔黄厚腻、脉滑数或促。或有外感余热未净，低热起伏。治疗宜以清热化痰，宁心安神为法，方选柴芩温胆汤加减。药如柴胡、黄芩、黄连、陈皮、半夏、茯苓、枳壳、竹茹、郁金、瓜蒌、丹参、甘草等，随症加减。

（4）气滞血瘀阻脉：多见于病程日久，以胸痛为主的患儿。常见心悸气短、胸痛如针刺、或胸胁胀痛、舌质瘀点瘀斑、脉弦或涩结。治疗宜以疏肝理气，活血止痛为法，方选血府逐瘀汤加减。药如桃仁、红花、当归、川芎、赤芍、丹参、枳壳、郁金、柴胡等，随症加减。

（5）气阴两虚：常见心悸、胸闷气短、心烦失眠、盗汗或自汗、舌质红少苔、脉细数或结代。治疗宜以益气养阴，养心复脉，方选炙甘草汤合生脉散加减。药如炙甘草、太子参、麦冬、五味子、生地、阿胶、桂枝、白芍、炒枣仁、丹参等，随症加减。

（6）心阳不振：多见于病毒性心肌炎的后期，心动过缓的患儿。临症常见面色苍白、胸闷心悸、倦怠乏力、畏寒肢冷、或肢体浮肿、大便溏泄、舌质淡苔白、脉沉缓无力。治疗宜以温振心阳为法，方选苓桂术甘汤加减。药如茯苓、桂枝、白术、炙甘草、丹参等，随症加减。

（7）心阳虚脱：多见于病毒性心肌炎心功能衰竭，病情危重的患儿。临症常见突然面色青灰、口唇青紫、呼吸困难、冷汗淋漓、心悸气短、四肢不温、脉微欲绝或促代。由于邪盛正虚，正气不支，心阳暴脱，故治疗急以温振心阳，救逆固脱为法，方选参附龙牡救逆汤加减。药如红参、炮附子、龙骨、牡蛎、白芍等，随症加减。需要注意的是，人参一定要选择上等好的红参，药味不宜太多，用文火煎，时间最好长一些，可采用鼻饲的方法用药，这样效果才会好。

例：李某，男5岁，初诊日期：1978年3月11日。

患病已8日，初则发热，形寒肢冷，呼吸气粗，心烦泛恶，胸闷憋气，精神困惫，面色欠华，小便微黄，大便溏，活动后则心悸气短，经多方治疗未见好转，遂来就诊。刻下症见：面色苍白，咳嗽痰多，气逆作喘，汗出唇绀，肢端发凉，舌质淡，苔白腻，脉结代。心率160次／分，心律不规整，双肺可闻及湿啰音，肝肋下3厘米，胸透示心界扩大，诊断为病毒性心肌炎合并心力衰竭。曾用毒毛旋花子甙K每次0.008mg/kg体重，后改为中药治疗。中医辨证为邪盛正衰，心阳欲脱。急宜温振心阳，益气固脱。宗参附龙牡救逆汤加减，处方如下：

炮附子10克，五加皮10克，五味子10克，白芍10克，生龙牡各15克，炙甘草6克。

1剂，水煎，另用红参15克文火浓煎兑服。

二诊：服1剂后汗出，手足转温，面色略华，唯咳逆痰多，心悸胸闷，苔白，脉细无力。处方如下：

炙甘草6克，生龙牡各15克，五味子10克，桂枝10克，炮附子 10 克，茯苓 10 克，陈皮 10 克，五加皮 10 克，万年青 10 克。

6 剂，水煎服，每日 1 剂。

三诊：服药后，患儿心衰已纠正，后予调肺养心冲剂治疗 3 个月，诸症消失，心电图已正常，随访未复发。

2. 从脾论治

病毒性心肌炎的发病原因不但与感受外邪有关，而且还与患儿正气的强弱密切相关。正如《内经》所云："正气存内，邪不可干"，"邪之所凑，其气必虚"。《灵枢·百病始生》云："风雨寒热，不得虚，邪不能独伤人。卒然逢疾风暴雨而不病者，盖无虚，故邪不能独伤人。此必因虚邪之风，与其身形，两虚相得，乃客其形。"所以，正气不足是疾病发生的内在根据。感受湿热邪毒者，一方面，湿热邪毒可直接先伤脾胃，而后损心；另一方面，脾胃受损后，脾胃之气虚弱，母病及子，最终致肺脾两虚，卫外不固，更易为外邪所伤，形成恶性循环。

从小儿生理特点方面来看，小儿"脾常不足"，就是说小儿之体生机蓬勃，发育迅速，皆赖于后天气血的充养，其所需水谷精微较成人更为迫切，但由于脾胃消化功能相对较弱，因此小儿更易为饮食所伤。"脾为后天之本"，脾胃虚弱，气血化源不足，疾病迁延不愈或使病情反复甚至加重。

值得注意的是，小儿饮食不能自节。"饮食自倍，肠胃乃伤"，脾胃受损，运化失职，水谷饮食不能化生精微，而成为水湿、痰饮、食滞等有形之邪，进而阻滞脉络，心脉失养，则出现胸闷心悸、气短乏力等症。

刘老认为，调理脾胃，升清以养心复脉，可以提高机体的抗病能力，防止疾病的复发，控制疾病的发展，有利于促进疾病的早日康复。调理脾胃法，多用于病毒性心肌炎的恢复期和迁延期，对于急性期平素脾胃虚弱复感外邪者，亦可配合使用。

（1）脾胃虚弱：常见四肢倦怠、面黄形瘦、食少纳呆、大便溏软、腹部胀满、或胸闷气短、或反复感冒、舌淡或舌体胖大、苔薄白、脉虚软无力或结代。治疗宜以健脾益气为法，方选四君子汤加减。药如太子参、茯苓、炒白术、白芍、炙甘草、丹参、黄芪等，随症加减。

（2）胃阴不足：常症见食少纳呆、口干不欲饮、或胃脘隐隐作痛、性情急躁、或兼见心悸、或胸闷气短、舌质红少苔或无苔、脉细数。治疗宜以养胃益阴为主要治法，方选益胃汤加减。药如沙参、麦冬、玉竹、花粉、扁豆、石斛、五味子、白芍、丹参、太子参等，随症加减。

（3）乳食积滞：临床上常常症见不思乳食、嗳腐吞酸、腹胀腹痛、大便臭秽、兼见胸闷气短、舌质红苔黄厚腻、脉滑数或结。治疗宜以消食导滞为主要治法，方选保和丸加减，药如焦山楂、神曲、麦芽、法半夏、茯苓、陈皮、连翘、莱菔子、丹参等，随症加减。

（4）脾胃湿热：症见发热身痛、汗出热不解、口渴不欲饮、脘闷纳呆、或心悸、大便溏泻不爽、舌红苔黄腻、脉濡数或结代。治疗宜以清化湿热为主要治法，方选黄芩滑石汤加减。药如黄芩、滑石、黄连、半夏、干姜、藿香、佩兰、荷叶等，随症加减

3. 从肺论治

心肺相邻，同居上焦，"诸血者，皆属于心"，"诸气者，

皆属于肺"，心主一身之血，肺主一身之气，百脉朝会于肺，肺气可以贯心脉。而气为血之帅，气行则血行，气滞则血滞；血为气之母，血滞气亦滞，血虚气亦虚。肺气的输布，滋养五脏六腑，四肢百骸，有赖于心血的载送；而心血的循行，如环无端，有赖于肺气的助运。因此，在生理上心和肺之间关系极为密切，二者合主一身之气血。在病理上，小儿脏腑功能和卫外功能均较差，不仅容易罹患疾病，而且病程中最易传变。故刘老常常告诫我们："幼儿娇肺易遭伤"，"天地之寒热伤人也，感则肺先受之"，"肺为娇脏，难调而易伤"。小儿"肺常不足"，且"肺为娇脏"，不耐寒热，极易被外邪所侵，或从皮毛而入，或从口鼻上受，肺首当其冲。邪初则伤及肺卫，肺络失和，肺失宣肃；继则邪毒深入，侵犯心脉，影响气血的运行，或扰动心神，故出现胸闷气短、心悸或胸痛、脉结代。另外，肺为贮痰之器"，痰浊阻滞脉络，亦可影响气血的运行，痰瘀阻络，心脉失养，亦可发生胸闷气短、心悸或胸痛。

小儿"脏腑薄，藩篱疏，易于传变；肌肤嫩，神气怯，易于感触"。其脏腑功能和卫外功能均较弱，不仅容易感邪而患病，而且在患病过程中易于传变。在急性阶段，邪毒侵袭，往往首先侵犯肺卫，而后由肺袭心而变生诸证。慢性阶段是由于病程日久，肺虚卫弱，极易外感而加重病情或使病程迁延。因此，从肺论治，急性阶段宣肺祛邪，切断病邪入侵及传变的途径；而慢性阶段则以补益肺气，增强机体的防病和抗病能力，以利于病毒性心肌炎的康复。从肺论治的实质即调肺养心复脉，具体治疗方法分述如下。

（1）宣肺通窍畅气机，祛邪护肺安内宅

病毒性心肌炎患儿经常出现咽喉不利、鼻塞流涕等肺气不宜的证候，"肺开窍于鼻"，"咽喉为肺之门户"，他认为，鼻咽部的病灶不除，是病毒性心肌炎缠绵难愈和病情反复或加重的主要因素，只要鼻咽部的隐患存在，心神就无安宁之日。所以，有效地治疗、控制鼻咽部的病灶，保持肺宣窍利是治疗病毒性心肌炎的关键环节，亦是取得远期良效的保证。常用的治法有辛凉解表法，方选银翘散加减；清热解毒利咽法，方选玄参升麻汤加减；宣肺通窍法，方选苍耳子散加减。临证之时，根据病情，可一法独施，或数法并用，灵活掌握，常能收到良好的效果，从而提高治愈率。

例：王某，女，12岁。1990年3月4日就诊。

自述心悸2月余，伴气短，乏力，动则汗出，咽痛，食欲不振，时轻时重，曾在北京儿童医院诊为病毒性心肌炎，多方求治，效不显，今慕名前来求治。查体：面色苍白，咽红，扁桃体Ⅲ°肿大，未见脓性分泌物，舌质淡红，苔白腻，脉代。听诊心尖部位可闻及第一心音低钝，频发早搏，心率110次/分，心电图示ST—$T_{Ⅱ}$上移，$T_{Ⅱ、aVF}$低平，$T_{Ⅲ}$倒置，频发室性早搏。实验室检查：白细胞$12.5×10^9$/L，中性粒细胞0.60，淋巴细胞0.40，谷草转氨酶48IU/L，谷丙转氨酶37IU/L，乳酸脱氢酶157IU/L，肌酸磷酸激酶99IU/L，α-羟丁酸脱氢酶273IU/L。辨证属邪毒内陷，心脉失养。治疗宜以清咽利喉，养血复脉。处方如下：

辛夷10克，苍耳子10克，玄参10克，板蓝根15克，山豆根5克，黄芪15克，麦冬10克，五味子10克，丹参15克，苦参15克，蚤休15克，阿胶10克（烊化），青果10克，锦灯笼10克，焦三仙各10克。

7剂，水煎服，每日1剂。

一诊：服药后咽痛明显减轻，纳食增，心悸略减，仍动则汗出，上方去青果、锦灯笼，加生姜 3 片，大枣 5 枚，7 剂。

三诊：诸症明显减轻，效不更方，继以前方加减服用三个月而痊愈，随访未复发。

按：手少阴心经，其支者，从心系，上挟于咽喉。肺胃之邪，未从表解，夹热逆传入里，耗伤阴液，扰动心神，故心悸、自汗，脉代。阴伤气耗故乏力、气短。用辛夷、苍耳子、玄参、板蓝根、山豆根、青果、锦灯笼，重在清咽利喉，宣肺通窍畅气机，祛邪护肺安内宅，切断病邪入侵内传的途径。配以蚤休、苦参，清热解毒；阿胶、丹参，养心阴补心血，宁心定悸。后加用生姜、大枣，调和营卫，以治汗出，故而收效显著。

（2）益气固表防外感，收汗护卫免伤心

①益气固表防外感：病毒性心肌炎患儿的中后期，大多会出现体弱表虚不固，即"易感儿"，很容易因反复上呼吸道感染而使病情加重或反复或病程迁延。因此，益气固表防外感显得尤为重要，常选用玉屏风散加减。

②收汗护卫免伤心：临床上经常可以见到有些病毒性心肌炎患儿的某一个时期，自汗或盗汗、面赤唇红、舌红苔黄或少苔、脉细数或结。"汗为心之液"，血汗同源，长期多汗，一方面耗损营阴，出现心阴不足；另一方面，在耗损营阴的同时，阳气会随汗液而外泄，日久出现心阳不振。因此，收汗护卫免伤心亦同样非常重要，常常选用当归六黄汤加减。

总之，病毒性心肌炎系外感风热或湿热邪毒所致，临证应根据病邪致病特点，灵活辨证施治，及时治疗病之初始阶段，防病传变，才能取得较好地疗效。

重症肌无力

重症肌无力（myasthenia gravis）是一种慢性自身免疫性疾病。是由于神经肌肉联接处的传递障碍，临床以受累的横纹肌容易疲劳，休息后可有一定的缓解为主要特征。表现为上眼睑下垂，往往先自一侧眼睑下垂开始，渐渐涉及对侧，或以双眼睑下垂为初发症。由于眼肌无力，除眼睑下垂外，还可表现为眼球活动受限，复视，斜视，眼球震颤等。上述临床症状于晨起时较轻，午后加重，或休息后可暂时缓解或减轻，或四肢无力，咀嚼困难，构音不清，甚则可出现吞咽困难，呼吸困难，严重者可危及生命。任何年龄均可发病，2%~25% 的病例发生在儿童时期，女性患儿多见，男女之比为 1∶6。本病分为眼肌型和全身型，临床以眼肌型为多见。本病无明显的季节性。临床症状缓慢，而且自发缓解和急性发作可交替出现，反复多次。急性呼吸道感染或其他原因可诱发本病或使病情加重。

重症肌无力的本质是自身免疫的应答反应，其攻击的靶子是神经肌肉接头处突触后膜上的乙酰胆碱受体，因而血中存在相应的乙酰胆碱受体抗体，和被乙酰胆碱受体致敏的 T 细胞以及分泌乙酰胆碱受体抗体的 B 细胞。乙酰胆碱受体抗体通过不同机制，最终使有功能的乙酰胆碱受体数目减少；神经肌肉传递发生障碍，从而导致相应肌群的肌肉易疲劳性及临床上的肌无力。

中医文献中无重症肌无力之病名，根据其临床特征，有类似重症肌无力症状的记载。如《素问·生气通天论》云："湿热不攘，大筋软短，小筋弛长，软短为拘，弛长为痿"。与本病中出现的四肢无力，痿弱不用之症相似，故可将该病归于痿证的范畴。对于上胞下垂之候，《圣济总录》卷第一百一十称"眼睑垂缓"，清·黄庭镜《目经大成》谓之"睑废"，而《灵枢·大惑论》将重症肌无力之复视、斜视名曰"斜其睛""视歧"。历代医家对本病病因病机的论述多围绕脾与肌肉的关系加以讨论。如《素问·五脏生成》篇曰："脾之合肉也。"《素问·平人气象论》云："脏真濡于脾，脾藏肌肉之气也。"说明脾气之盛衰，与全身肌肉功能正常与否密切相关。

重症肌无力，是目前乃至世界公认的一种疑难病，国家将此列入"七五"重点攻关项目，刘老根据"病在肌肉，症在无力"的特点，经过大量的临床研究，研制出了疗效显著的"复力冲剂"，1991 年获得国家科技进步三等奖。

刘老认为，小儿脾常不足，运化功能相对较弱。若先天禀赋不足，或后天失于调养，又为饮食所伤，导致运化失常，不能行其转输、营运之功，致使后天之本虚弱，气血生化不足，五脏六腑，四肢百骸，以及皮毛、筋肉皆失于濡养，出现一派气虚，肌肉痿软无力之象。眼睑为五轮之肉轮，内应于脾，脾虚气弱则抬睑不能。正如《素问·太阴阳明论》所云："四肢皆禀气于胃，而不得至经，必因于脾乃得禀也。今脾病不能为胃行其津液，四肢不得禀水谷气。气日以衰，脉道不利，筋骨肌肉，皆无气以生，故不用焉。"

脾为后天之本，肾为先天之本，脾主运化水谷精微，有赖于肾中阳气的温煦，肾强则五脏皆强；肾藏精气，亦有赖于水谷精微的供养与生化，筋脉肌肉失于濡养，形体不得温煦，也可致四肢周身肌肉无力，形寒肢冷等阳虚之候。

肾主骨，生髓。肝藏血，主筋。小儿先天禀赋不足，或久病失调，耗伤阴血，致肝肾精血亏虚，筋脉失于濡养，则肌肉痿弱无力，腰膝酸软。肝肾不足，风水二轮无以充盈，故斜视、复视，眼球转动不灵活。

若中气虚极，导致一身之大气下陷，即可见"胸中大气下陷，气短不足以息，或努力呼吸，有似乎喘，或气息将停，危在倾刻"之肌无力危象，是五脏六腑之阳气将绝之恶候。

如上所述，刘老认为，重症肌无力"病在肌肉，症在无力"，主要病机为脾气虚弱，脾肾阳虚及肝肾阴虚，其中以脾虚最为常见。病变脏腑多在脾、肾、肝。因肺主一身之气，又主卫外，故肺气不足常为发病的诱因。气、血、阴、阳不足是本病发生过程中不同阶段的主要病理变化，而它们之间又可相互影响与转化。

重症肌无力总的治疗原则：虚则补之，损者益之。治疗中处处以固护中气为本。对偏于脾胃气虚者，宜补中益气，健脾升提；偏于脾胃阳虚者，以益气温阳，培补脾肾；偏于肝肾不足者，予以滋肾养肝，益气通络。对重症肌无力危象，应予峻补脾气，升阳举陷，豁痰通窍为大法，根据病势，遵循"急则治其标，缓则治其本"，或"标本兼顾"的治则积极抢救。论治如下：

1. 脾气虚弱

由于先天禀赋不足，或后天调养失宜，导致脾气虚弱，脾失运化，气血乏源，则四肢百骸失其濡养，表现为一侧或双侧眼睑下垂，朝轻暮重，眼肌不耐疲劳，或见全身肌肉疲乏无力，面色萎黄，食欲不振，大便溏薄，舌质淡，舌体胖，边有齿印，舌苔白，脉缓而弱。治疗宜以补中益气，健脾升提，方选补中益气汤加减。补中益气汤，升阳举陷。若眼睑下垂明显者，加入阳明经的葛根以鼓舞胃气上行，升发中阳，以助肌力；气虚甚者，加黄精、山药以加强健脾益气之功。

2. 脾肾阳虚

由于久病耗气伤阳，以致脾阳虚不能充养肾阳，肾阳虚又无以温煦脾阳，最终导致脾肾阳虚，气血无以生化，难以濡养四肢百骸，故而出现眼睑下垂，全身肌肉乏力，活动后明显加重，胸闷少气，或构音不清，或吞咽困难，形寒肢冷，面色㿠白，腰膝酸软，大便时溏，完谷不化，小便清长，舌质淡，苔白水滑，脉沉细无力。治疗宜以益气温阳，培补脾肾为法，方选右归丸加减。若脾气虚明显者，加黄芪、升麻以升提中气；肾阳虚甚者，加补骨脂、肉豆蔻以温补肾阳。

3. 肝肾阴虚

本证在脾气虚弱的基础上，由于病久耗伤肝肾之阴血，除出现肝窍失养的症状以外，还可见阴虚阳亢，肝风内动之象。因此，表现为眼睑下垂，继而出现复视、斜视、凝视或眼球震颤，面色潮红，手足心热，时有盗汗，舌质红少苔，脉细数无力。治疗宜以滋补肝肾，息风通络为法。方选杞菊地黄丸加减。脾虚明显者，加黄精、白术补中益气；复视、斜视者，加覆盆子、菟丝子。

4. 变证（重症肌无力危象）

由于脾胃虚极，肺气亦虚，复感外邪或突然中断治疗，致胸中大气下陷，气短不足以息，出现吞咽困难，语气低微，痰涎壅盛，无力咯出，舌淡苔白，脉微弱或脉大无根。治疗宜以升阳举陷，峻补脾气，豁痰通窍为法，方选升陷汤加减。必要时采用中西医结合疗法进行救治。

病案介绍如下：

张某，女，5岁，辽宁省鞍山市人。初诊时间为1988年5月16日。

患儿主因左眼睑下垂1个月来院就诊。刻下症见：左眼睑下垂，朝轻暮重，无吞咽困难，无复视，眼裂右10毫米，左4毫米，面色少华，纳食差，大便溏薄，舌淡苔白，脉细弱无力。曾在北京市儿童医院做新斯的明实验诊为眼肌型重症肌无力。中医诊断：睑废，证属脾胃虚弱，中气下陷。治疗宜以补中益气，升阳举陷，方选补中益气汤加减。处方如下：

黄芪10克，党参10克，白术10克，白芍10克，茯苓10克，当归10克，升麻5克，柴胡5克，葛根10克，制马钱子0.2克（分冲）。

30剂，水煎服，每日1剂，并配用复力冲剂，每次半袋，每日3次。药后纳食增，面色较前红润，左眼裂增至6毫米，效不更方，上方30剂继服。30剂药服完后来诊，左眼裂已增至8毫米，面色红润，二便调，嘱其继服复力冲剂，每次1袋，每日2次，连服3个月，以巩固疗效。半年后随访，未再复发。

按：小儿眼肌型重症肌无力是由神经肌肉间传递功能障碍引起的一种自身免疫性疾病，临床特点为受累的骨骼肌很容易疲劳，病情呈现朝轻暮重且缠绵难愈。本病似属《目经大成》所载"睑废"证，刘老在总结继承前人经验的基础上，根据本病"病在肌肉，症在无力"的特点，运用"五轮学说"，对其发病机理进行了详尽的阐述，他认为：眼之有轮，各应于脏，脏有所病，每现于轮。脾主肌肉，肉轮（其部位在睑胞）属脾。故眼睑下垂，开合失常，与脾虚中气下陷密切相关。故用补中益气汤补益中气，升阳举陷；加用葛根加强升提脾阳。处方中之制马钱子（别名番木鳖），苦、寒，有大毒，入肝脾经，具有通经络，止疼痛，散结消肿的作用，为强筋起痿之良药。临证之时，注意其毒性，不可入药煎，可冲服。

风　疹

　　风疹是小儿时期常见的一种由风疹病毒引起的急性出疹性传染病，发病初起见轻度发热，鼻塞流涕，发热1~2天后出现皮疹，一般由面部开始，迅速延及躯干、四肢，约1天内布满全身，手足心较少或无疹，疹点淡红细小，稍稍隆起，稀疏均匀，多有瘙痒感。2~4日疹点消退，可有细小糠麸状脱屑，但无色素沉着。耳后、枕部和颈部淋巴结肿大。多发于冬春季节，5岁以下的小儿多见，常在托幼机构和学校流行，预后良好。由于其疹点细小如沙，故中医学称之为"风痧"。刘老认为，本病多因外感风热邪毒所致。风热邪毒从口鼻而入，郁于肺卫，蕴于肌腠，与气血相搏，发于肌肤而成。治疗宜以疏风清热，解表透疹，方选自拟荆翘散加减。兹举典型病例如下。

　　李某，女，9岁，北京市人。初诊日期：1995年3月26日。

　　患儿所在学校近日风疹流行，其所在班近日有数名同学染上此疾。患儿昨日起发热，无流鼻涕、咳嗽等症状，纳食可，二便调，体温最高达39℃，自服百服宁可降至正常。次日晨起感周身瘙痒，发现皮肤出现红色皮疹，遂来院就诊。查体：全身散在红色皮疹，耳后及枕后浅表淋巴结肿大，咽红，双扁桃体未见肿大，心肺（-），腹部平软，肝脾肋下未及。舌质红，苔薄黄，脉浮数。西医诊断：风疹。中医诊断：风疹，证属风热邪毒，侵犯肺卫。治疗宜以疏风清热，解表透疹，方选自拟荆翘散加减。处方如下：

荆芥穗 5 克，连翘 10 克，赤芍 10 克，蝉衣 10 克，牛蒡子 10 克，白蒺藜 10 克，芦根 15 克，竹叶 10 克，薄荷 3克（后下），甘草 3 克，双花 10 克。

6 剂，水煎服，每日 1 剂。

二诊：1995 年 4 月 1 日。服上药后，体温已降至正常，全身皮疹已基本消失，皮肤仍略有痒感，舌质略红，苔薄白，脉细。鉴于病情基本痊愈，故予回春丹以善其后。

水　痘

水痘是小儿时期常见的一种由水痘病毒引起的急性出疹性传染病。初起多有发热、鼻塞流涕等类似感冒的症状，发热后 1 天左右可见皮疹，其状细小，数小时内变成椭圆形，大小不一，水疱清亮，一天内渐变成浑浊，经过 1~3 天变干、结痂。痘疹依次分批出现，形成丘疹、水疱、结痂同时可以见到，是水痘的特点。皮疹分布以躯干及头面部为多。一年四季均可发病，但冬春季节多发。本病的病位在肺脾，内因是湿热蕴伏，外因复感时行邪毒侵袭所致。外感时行邪毒，从口鼻上受，上犯于肺，邪郁肺卫，蕴于肌腠，挟湿热与气血相搏，发于肌肤而成。本病的治疗宜以疏风清热，解毒利湿为法，方选自拟荆翘散加减。兹举典型病例如下。

黄某，女，4岁，北京市东城区人。初诊日期：1996年12月18日。

患儿于2天前发热，体温最高达38.5℃，次日家长发现患儿皮疹及水疱，伴鼻塞流涕，无咳嗽，遂来院就诊。查体：头面、四肢、胸腹及背部散在红色丘疹，部分呈水疱，晶莹透亮，部分水疱已破溃，结痂。咽红，舌质红，苔白，脉浮数。诊断：水痘。证属风热袭肺，上源不利，挟湿外透肌表，则水痘布露。治疗宜以疏风清热，解毒透疹，佐以化湿为法，方选自拟荆翘散加减。处方如下：

荆芥穗5克，防风10克，连翘10克，蝉衣10克，白蒺藜10克，牛蒡子10克，薄荷3克，木通3克，竹叶10克，芦根15克，灯心草1克。

5剂，水煎服，每日1剂。

二诊：服上药后，体温已正常，水痘开始收没，大部分已结痂，有痒感，纳食差，二便尚调。上方去木通、灯心草，加生谷、麦芽各10克，继服3剂后而痊愈。

感 冒

刘老对感冒论治，依照季节不同、临床表现不同，分为病毒性感冒、胃肠型感冒、外感风热、外感暑湿分别论治。

1. 灵活运用参苏饮经验

（1）病毒性感冒

王某，男，6岁。初诊日期：1985年11月24日。

3 天来，身体无汗，鼻流清涕，头痛形寒，倦怠乏力，曾在某医院诊为病毒性感冒，予病毒灵、阿司匹林等药，服药汗出则热渐降，须臾汗收则身热复作。又加用速效感冒胶囊、紫雪散等，热仍不退，遂前来就诊。刻下症见：身热暮重，体温 37.8℃，热前略有形寒，手足微凉，鼻仍流涕，面色苍白，心烦，胸闷气短，形体消瘦，倦怠无力，纳差，口干不欲饮，小便清，大便稀溏，舌质淡苔薄白，脉细无力。证属素体虚弱，外邪遏表，不得宣散，有里虚邪陷之虞。治疗宜以益气解表，和中达邪为法，方选参苏饮加减。处方如下：

太子参 10 克，苏叶 10 克，葛根 10 克，前胡 10 克，橘皮 5 克，半夏 5 克，枳壳 5 克，葱白 3 个，淡豆豉 10 克，神曲 10 克。

每日 1 剂，水煎，分 3 次服。

二诊：服上药 3 剂后，身热趋降，晚间体温 37.2℃左右，形寒肢凉已解，心烦气短亦除，面色略转红润，胃口渐开，苔白脉缓，余邪尚未尽除，治宗前方化裁，处方如下：

太子参 5 克，苏叶 5 克，柴胡 10 克，葛根 10 克，陈皮 5 克，半夏 5 克，茯苓 10 克，炙甘草 3 克，神曲 10 克，生姜 2 片，大枣 5 枚。

3 剂，水煎服，每日 1 剂。

服上药 3 剂后，体温已正常，纳食佳，诸症均解，病告痊愈。

按：本病初起，有身热无汗，形寒头痛，鼻流清涕，倦怠无力，食纳不馨等症状，本属风寒感冒之证，当时如能投以辛温宣肺，开泄肌腠之剂，就可迅速治愈。由于前医选用阿斯匹林发汗，继以紫雪清热，过汗则表虚，过清则邪陷，不但身热久延不解，反增大便稀溏、手足微凉、面色苍白等症。患儿素体虚弱，且发热之前略有形寒肢冷，根据"有一分恶寒，便有一分表证"的辨证原则，故仍应以益气解表、和中达邪为上策，采用太子参、炙草益气补正；苏叶、前胡宣肺散邪；葱白、豆豉通阳达邪，宣泄除烦；枳壳、陈皮、半夏畅利气机；葛根、神曲鼓舞胃气，消导和中。诸药合用，使表里俱和，则病邪自除。

（2）胃肠型感冒

孔某，女，5岁。初诊日期：1986年3月10日。

患儿素体虚弱，平时汗多，经常感冒咳嗽。近5天来，身热憎寒，流清涕，咳嗽有痰，头痛剧烈，倦怠无力，胸脘痞闷呕恶，腹痛作胀，大便一日三次，稀溏不爽，睡中时时惊惕。在某医院诊为：胃肠型感冒。应用复方新诺明、阿司匹林，兼服中药汤剂及小儿香橘丹后，诸症未能尽已，遂前来诊治。

刻下症：身热，体温37.6℃，略有形寒，头痛，咳嗽，大便稀，一日三次，面黄，胸闷气短，倦怠乏力，苔白根腻，脉象缓细。证属体气虚弱，表里兼病。治疗宜以益气宣肺，导滞和中，方选参苏饮加减，处方如下：

太子参10克，苏叶10克，苏子10克，桑叶10克，前胡10克，桔梗3克，橘皮3克，半夏3克，煨木香3克，葛根10克，茯苓10克，神曲10克。

水煎，分3~4次服。

服药3剂，汗出甚畅，身热已解，形寒头痛已瘥，大便每日一二次，仍感倦乏无力，咳仍有痰，苔脉同上。余邪未尽，体气尚未恢复，再以前方增损治之。处方如下：

党参10克，苏子10克，茯苓10克，炒白术10克，炙甘草3克，桔梗3克，前胡10克，陈皮3克，半夏3克，生姜 2 片，大枣 5 枚。

水煎，分 3~4 次服，每日 1 剂。

服上方 4 剂，诸症消失，身爽脉安，病告痊愈。

按：体虚外感，宜益气托邪，宣肺解表。如人参败毒饮加减，常可收效。此例属于虚人外感挟滞，表里同病，与单纯体虚外感者有所不同。治疗宜扶正达邪，表里双解，才能切合病机。药用苏叶、桑叶、前胡、葛根解表散邪，以治发热头痛；桔梗、半夏、苏子祛痰止咳；陈皮、木香宽中利气，消胀止泻；神曲消食导滞；太子参、茯苓补虚益胃，扶正祛邪。

2. "火郁发之"治疗外感发热

（1）外感风热

李某，男，5 岁。初诊日期：1994 年 11 月 24 日。

患儿于 3 天前"受凉"后始发热，体温最高达 39℃，伴有鼻塞流涕，打喷嚏，家长予服"小儿感冒冲剂"和"百服宁"等治疗，体温可降至正常，但每于午后体温复升，夜间尤高，遂来院就诊。刻下症见：发热、鼻塞流涕、咽痛、轻咳、大便干燥、舌质红苔薄黄、脉浮数。证属风热壅郁肺卫，治疗宜以辛凉解表，清泄郁热，方选麻杏石甘汤合栀子豉汤加减。处方如下：

生麻黄 3 克，杏仁 10 克，生石膏 25 克（先下），生甘草 3 克，栀子 4 克，淡豆豉 10 克，黄芩 10 克，芦根 15 克，竹叶 10 克，牛蒡子 10 克，薄荷 3 克（后下），制军 10 克。

3 剂，水煎服，每日 1 剂。

二诊：服上药后体温已降至正常，大便已通畅，唯感咽部不适，轻咳有痰，舌质偏红，苔薄白，脉细数。证属余热未净，治疗宜以清泻余热，方选柴芩温胆汤化裁。处方如下：

柴胡 5 克，黄芩 10 克，陈皮 5 克，半夏 5 克，茯苓 10 克，芦根 15 克，竹叶 10 克，牛蒡子 10 克，枳壳 5 克，竹茹 10 克，甘草 3 克。

3 剂，水煎服，每日 1 剂。服药后，诸症消失，病告痊愈。

按： 本例病初为外感风热，邪尚在卫分，属肺经郁热之火郁证，治疗宜遵"火郁发之"的治疗原则。所谓"发"就是宣郁清热。正如王冰所云："发……令其疏散也"，张景岳指出："发，发越也，故当因势而解。散之、升之、扬之，如开其窗，如揭其被，皆谓发。"宣郁，就是开发火郁，宣畅气机，令郁热外达。郁热证乃火郁之轻证，其热虽未化火灼阴，但是内闭不出，郁不开而热亦清之不去，若徒用苦寒，更加凝涩气机，而致郁热化火灼阴或者冰伏难解。开郁热外达之路，重在恢复肺的宣降功能。临证用药宜用质轻、性凉、味薄之轻清之品，以直达上焦，轻扬走上，所谓"上者，上之也。"亦即"治上焦如羽，非轻不举"之意。临证之时，刘老喜用麻、杏、石、甘合薄荷辛凉清解，开郁宣肺；栀子配淡豆豉为清解郁热之要药；芦根，甘寒，生津利小便畅下焦，导肺部热毒下达于肾，从小便排出；制军取其通腑泄热，使热从大便而出。由于配伍精当，一般外感发热均 3 剂而热退神安。二诊之时，因余热未净，故刘老习用柴芩温胆汤化裁以清余热，每每奏效。

（2）外感暑湿

田某，女，7 岁。初诊日期：1995 年 8 月 12 日。

患儿 3 天前因天气太热，睡眠时吹电扇过度，次日晨起感周身乏力不适，发热，体温最高达39.3℃，家长予服"百服宁""小儿感冒冲剂"等药，体温可降至正常，数小时后体温复升，遂来院就诊。刻下症见：发热，周身酸痛不适，倦怠纳呆，头昏重，小便短赤。查体：T38.8℃，咽红，双扁桃体不大，心肺（－）。舌质红，苔白腻，脉滑数。证属外感暑湿，治疗宜以清暑解表，方选香薷饮加减，处方如下：

香薷10克，藿香10克，厚朴5克，扁豆10克，生石膏25克（先下），山栀5克，淡豆豉10克，芦根15克，竹叶10克，苏梗10克。

3剂，水煎服。每日1剂。

二诊：服药后体温已正常，周身酸痛明显减轻，神情转佳，头昏重、倦怠乏力症状基本消除，唯感不思饮食，口渴喜饮，小便短赤，舌质红，苔薄白少津，脉细数。证属暑湿碍脾伤阴，治疗宜以清暑益气，滋阴养胃，处方如下：

西瓜翠衣30克，太子参10克，麦冬10克，玄参10克，竹叶10克，芦根15克，生谷麦芽各10克，生山楂10克，天花粉10克，五味子10克，茯苓10克，扁豆10克。

5剂，水煎服，每日1剂。

服上药后，诸症消失，胃纳转佳，二便调，病告痊愈。

按： 本例患儿正值暑令外感，暑为阳邪，其性炎热，暑性升散，易耗气伤阴，故出现发热，小便短赤；暑多挟湿，故而出现周身酸痛不适，倦怠纳呆，头昏重。而舌质红苔白腻，脉滑数，均为外感暑湿之象。治疗以香薷、藿香、苏梗芳香化湿解表；湿易阻遏气机，故以厚朴、扁豆健脾理气；暑邪伤人直至气分，故以生石膏、山栀、淡豆豉清解气分郁热；芦根、竹叶轻清郁热从小便而解。诸药合力，使郁热得解，热退身凉。由于暑邪易耗气伤阴，故用清暑益气养阴之剂以善其后，消食健胃以调后天之本。由于诊治抓住了疾病的要害，所以，临证之时屡试屡验。

肺　炎

肺炎是小儿肺部疾患中常见的一种病证，多继发于感冒之后，或并发于其他疾病过程之中，一年四季都可发生，尤以冬春两季为常见。三岁以下的婴幼儿更易发病，年龄愈小，其发病率愈高，而且病情愈重。有关本病的病名，中医古代文献早有记载，如《幼科全书》云："胸高气促肺家炎。"《麻证活人全书》指出："麻毒内陷，肺炎喘嗽"。有关本病的病因和症状，早在《内经》即有论述，如《素问·通评虚实论》云："乳子中风热，喘鸣肩息者，脉如何？岐伯曰：喘鸣肩息者，脉实大也，缓则生，急则死"。《千金方》提出："少小肩息上气不得安，此风冷入肺。"对于本病的治疗，运用张仲景《伤寒论》麻杏石甘汤，疗效确切，至今仍在广泛应用。刘老认为，本病病名属"肺炎喘嗽"，主要由于小儿形气未充，脏腑娇嫩，抵抗力较差，外邪侵犯于肺，使肺气闭阻，郁生痰热，壅塞气道，不得宣通，因而上逆所致。

多年来先生通过临床大量的病例观察分析，认为小儿肺炎其发病机理，多因肺气郁闭，化热生痰，痰随气逆，所以喘咳多痰。凡喘有声便是痰，痰壅气盛便是喘。痰与喘在病理上有其密切的关系，气喘既可导致痰的上壅，而痰盛又能加重气息喘急。脾为生痰之源，肺为贮痰之器，故其病位

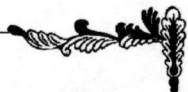

主要在肺，常累及脾，严重者可以内窜心肝，甚至引起阳气暴脱的变证而危及生命。因此，治疗小儿肺炎，解除"热、痰、喘"是临证诊治的关键，并能及时控制病情发展，防止变证丛生。

小儿肺炎发展到高峰阶段，常常表现痰热内羁，症见发热较高，呼吸困难，咳嗽而喘，气急鼻扇，口唇发绀，面赤口渴，喉中痰鸣，舌红苔黄，脉象滑数。标志着热毒壅盛，痰闭肺窍，治宜清热宣肺，化痰定喘。可用麻杏石甘汤加味：麻黄3克，苏子10克，杏仁10克，生石膏25克（先下），生甘草3克，黄芩10克，半夏3克，黛蛤散10克（包），炙杷叶10克，枳壳5克。水煎服。收泄热涤痰平喘之功。但是，有些小儿肺炎常因外受非时之感，内有壅塞之气，膈有胶固之痰，三者相合引起气动痰升，出现咳逆喘急，发热不高，面色青白，喉间痰如拽锯，胸闷胀满，泛吐痰涎，舌苔白腻，脉象弦滑。这类肺气阻塞，清肃失司，痰堵胸宇，胃失和降的证候，他认为虽属痰热内羁，但决非麻杏石甘汤方能解决，因其肺胃同病，必须苦辛开降，豁痰宣闭，上病中取，可用半夏泻心汤合苏葶丸、莱菔子散加减。如黄连1克，黄芩10克以苦降；干姜1克，半夏3克以辛开；苏子10克，葶苈子3克以降气平喘；枳壳5克，川郁金5克以开郁宽胸（也可用整块磨汁冲服）；或以生白萝卜汁半酒盅加少许姜汁临时兑服，可以开中焦之痰实，收到通宣肺气之闭之效，屡试屡验。

此外，有少数小儿肺炎病情凶险，来势急暴，迅速出现胸高气急，撷肚抬肩，痰壅如潮，面唇指甲青紫，闷乱烦躁，便秘溲赤，苔黄厚腻，脉象滑数，甚至发生惊厥，此即所谓"马脾风"重证。亟急泻热降火，涤痰通下，牛黄夺命

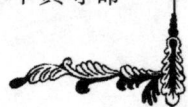

散合五虎汤化裁。可用二丑末 3 克（冲服），制大黄 10 克，通腑泻热；麻黄 2 克，杏仁 10 克，生石膏 25 克（先下），生甘草 3 克宣肺定喘；细茶叶一撮，清神化痰；配以葶苈子 5 克，增加泻肺定喘之力。刘老认为，此时不宜单用开肺之法，因痰热壅盛，肺气胀满，气机将绝，开之则愈促使其肺气闭绝之险，等于扬汤止沸。由于病势严重，火势沸腾，若不行釜底抽薪之法，则阴液难存。因此，必须上病下取，实则泻之，通利大肠，才足以减轻肺之痰热壅塞，从而使临床证候得以改善。但是，上病下取，引而夺之，这是在治疗过程中不得已而用之的法则，不宜久用，以免攻伐太过，而伤生生之气。另外，对于体虚外感风寒所致的肺炎喘嗽，常应用参苏饮加减：太子参 10 克，紫苏叶 5 克，橘皮 3 克，半夏 3 克，五味子 10 克，桔梗 3 克，苏子 10 克，枳壳 5 克，莱菔子 3 克，干姜 1 克，大枣 5 枚。此乃常法中之变法，临证之时不可不知。

刘老治疗肺炎常用六法，兹举典型病例如下：

1. 清热宣肺，化痰止咳平喘法

例：田某，女，7 个月。住院号：65342。

患儿咳嗽半月，发热伴喘憋 1 天，于 1993 年 3 月 6 日收住院。患儿半月前开始咳嗽，曾多处就诊，服用数种抗生素无效，而来本院诊治。症见发热，体温 38.5℃，咳嗽，喉中痰鸣，喘促，轻度鼻扇，唇周发青，咽红，双扁桃体 Ⅱ 度肿大，双肺可闻及干鸣音，双肺底可闻及细湿啰音，左肺为甚，舌质红，苔薄黄，指纹浮紫滞至风关。血象：白细胞 $12.6 \times 10^9/L$，中性粒细胞 0.70，淋巴细胞 0.28。X 线检查示：双肺纹理增粗，可见小斑片状阴影。西医诊断：支气管肺炎。中医诊断：肺炎喘嗽。证属热毒壅盛，痰闭肺窍。治疗宜以清热宣肺，化痰止咳平喘，方选麻杏石甘汤加减。处方如下：

麻黄3克，杏仁10克，生石膏25克（先下），黄芩10克，苏子10克，生甘草3克，蝉衣3克，芦根15克，竹叶10克，枳壳5克，紫菀10克，大贝母10克，黛蛤散10克（包）。

服上方3剂后，体温降至正常，咳嗽减轻，喘促、鼻扇消失，仍有喉中痰鸣，舌质红，苔薄黄。改泻白散合三子养亲汤加减。10天后患儿咳嗽大为减轻，仅有轻微的痰鸣，舌质淡红，苔薄白，双肺可闻及少许痰鸣音，继以上方治疗一周后痊愈出院。

2. 辛开苦降，上病中取法

例：陈某，女，8个月，北京市人。住院号：61351。初诊时间：1992年1月7日。

患儿高热8天不退，体温持续在38℃以上，咳嗽喘促，喉中痰鸣。近2日患儿开始腹泻，大便黏腻不爽，日行4次，小便黄短。

查体：面色红赤，咽红，扁桃体Ⅱ°，未见分泌物，舌质红，舌苔黄腻，心（－），双肺可闻及中小水泡音，以两下肺明显，腹胀满无明显压痛，肝脾未及，脉滑数有力。X线检查示：双肺纹理增强，可见小斑片状阴影。西医诊断：支气管肺炎。中医诊断：肺炎喘嗽。证属湿热内蕴，上泛于肺，炼液成痰，痰热互结，壅阻气道则发热不退，咳嗽喘促。肺与大肠相表里，湿热下注于大肠，则大便粘腻不爽而泻下。治疗宜以辛开苦降，清热利湿止泻，化痰定喘止咳，方选大、小苦辛汤加减。处方如下：

黄芩 10 克，黄连 1.5 克，干姜 1 克，半夏 3 克，桑叶 10 克，牛蒡子 10 克，桔梗 3 克，炙杷叶 10 克，生石膏 25 克（先下），莱菔子 10 克，焦三仙各 10 克，厚朴 3 克。

5 剂，水煎，分多次频服，每日 1 剂。

二诊：1992 年 1 月 12 日。患儿服上方后体温逐渐降至正常，痰去咳喘平，大便正常，纳食转佳，舌质偏红，脉略滑数，效不更方，再以上方化裁。服用 5 剂，诸症消失，痊愈出院。

3. 行气解郁，宣畅肺气法

例：白某，男，4 岁，住院号：63342。

患儿发热、咳喘 1 天，于 1993 年 2 月 8 日入院。患儿于 1 天前开始发热，咳嗽喘息来院就诊。刻下症见：发热（体温 38.6℃），喘息，喉中痰鸣，咽部充血，口唇周围略青紫，纳差，大便干，溲黄舌质红，苔薄黄，脉滑数。双肺呼吸音粗糙，右肺底可闻及中小水泡音。血象：白细胞 19.3×10^9/L，中性粒细胞 0.84，淋巴细胞 0.16。胸透：两下肺纹理增多模糊。西医诊断：支气管肺炎。中医诊断：肺炎喘嗽，证属外邪袭肺，肺气不宣，宣降失常上逆而咳喘。治疗宜以清热宣肺，化痰止咳，佐以行气开郁。处方如下：

麻黄 3 克，生石膏 25 克（先下），杏仁 10 克，生甘草 3 克，山栀 3 克，黄芩 10 克，枳壳 10 克，炙杷叶 10 克，研牛子 10 克，大贝母 10 克。

3 剂，水煎服，每日 1 剂。

服药后患儿病情明显好转，热退，仅晨起轻咳，痰较前减少，睡眠佳，唯纳差，大便干，尿黄，舌质红苔薄黄腻，咽充血，两肺未闻及干湿性罗音。此乃余热未净，继拟清宣肺热，方选泻白散加减。处方如下：

南沙参 10 克，桑白皮 10 克，地骨皮 10 克，枳壳 10 克，莱菔子 10 克，连翘 10 克，制军 10 克，黄芩 10 克，炙杷叶 10 克。

7 剂，水煎服，每日 1 剂。

服上药后，诸症消失，病告痊愈而出院。

4. 涤痰通腑，上病下取法

例：王某，男，5 岁。

患儿于昨夜突然发热，无汗，惊惕不安，今晨起体温增高至 40℃，伴有咳嗽气急，呕吐，烦躁不安。遂到某医院急诊收住院治疗。患儿入院查体：体温 40℃，呼吸急促，鼻翼煽动，面色苍白，口唇紫绀，心率 180 次 / 分，心音低钝，两肺满布细小水泡音。X 线检查：两侧肺野可见有大小不等的点片状阴影。血象：白细胞 0.9×10^9/L，中性 0.58，淋巴 0.42。西医诊断：肺炎合并心衰。给予抗感染、镇静、吸氧、强心及对症等治疗，效果不显，病情危重，遂邀刘老会诊。患儿身热，体温 39.8℃，有汗热不解，咳嗽喘促，鼻翼煽动，手足逆冷，哭无涕泪，腹胀而满，大便秘结，舌质红绛，舌苔糙腻，脉弦滑数大有力。证属温邪化火，火毒逼近气营，形成热深厥亦深之证。治疗宜以通腑泻热，急下存阴，方选犀连承气汤加减。处方如下：

犀角粉 1 克（冲服），生地 10 克，黄连 1 克，风化硝 5 克（化服），生大黄 10 克（后下），生甘草 3 克，连翘 10 克，赤芍 10 克，淡竹叶 10 克，生石膏 25 克（先下）。

1 剂，水煎，分 3 次服。

二诊：服药后大便畅泻两次，体温逐渐降至38.3℃，手足转温，喘促明显平定，咳嗽转爽，舌苔薄黄，舌尖仍红赤，脉象弦滑。证属温邪痰热渐化，余热尚蕴肺胃。治疗当清热化痰，宣肺止咳，方选桑叶石膏汤加减。治疗一周，痊愈出院。

按： 本例来势急暴，邪热不得外泄，因而迅即气营两燔，出现哭而无泪，喘憋不已，抬肩撷肚，呼吸短促不匀等肺气垂绝现象。此时化源将竭，若宣提肺气，则愈促其肺气闭绝，故治当釜底抽薪。风化硝、生大黄、甘草调胃通下以泄热；犀角、生地、赤芍、黄连、石膏凉营解毒以泄热。药后身热趋降，热深厥亦深解除，从而收到"急下存阴"之效果。

小儿形体娇柔，使用攻下法宜慎重，必须正盛邪实，方可使用，而且要中病即止，否则，将有损伤胃气之虞。正如《温病条辨》指出："热邪更易伤阴，往往下后正虚，邪气复聚"。本例主要掌握了舌苔糙腻，脉象弦滑，高热不退，大便秘结的腑实证，当机立断，下后效如桴鼓。若津伤明显，舌质红绛而少津者，可用沙参、鲜石斛、鲜生地、鲜芦根以养阴生津，佐以少量苦寒泄热的大黄、黄连、黄芩清热通下，亦能达到"清热而不碍胃，通下而不伤正"的目的。

5. 扶正祛邪，肃肺涤痰法

例： 李某，女，1岁零8个月。初诊时间：1984年12月9日。

3天前发热咳嗽、鼻流清涕，形寒，曾服"麦迪霉素""阿鲁片""小儿咳嗽糖浆"等药未见好转，体温38.5℃，收住院治疗。症见咳逆鼻扇。查体：咽红，两肺有细小密集水泡音，血白细胞 $15.8 \times 10^9/L$。西医诊断：支气管肺炎。给以肌注青、链霉素及对症处理，并服用中药麻杏石甘汤加味。用退热药后体温可降至正常。昨日由于复感外邪，体温复升，气喘，痰涎壅盛，胸透示两肺炎症未见吸收，遂邀刘老会诊。

刻下症见：身热不解，汗出肢端微凉，咳痰不爽，气喘不已，面色发青，倦怠嗜睡，不思纳食，大便稀黄，舌苔白而微腻，脉细而无力。中医诊断：肺炎喘嗽。证属病久体虚，阴阳稚弱，湿痰内蕴，肺失宣肃，治疗宜以扶正祛邪，肃肺涤痰，方选参苏饮加减。处方如下：

太子参 10 克，紫苏叶 5 克，橘皮 3 克，半夏 3 克，五味子 10 克，桔梗 3 克，苏子 10 克，枳壳 5 克，莱菔子 3 克，干姜 1 克，大枣 5 枚。

每日 1 剂水煎，分 3~4 次服。

服药 3 剂，痰化喘平，身热已解，面转红润，精神佳，食纳振，唯咳嗽气弱，苔白脉缓，再宗原方加减，处方如下：

党参 10 克，苏子 5 克，茯苓 10 克，炙甘草 3 克，橘皮 3 克，半夏 3 克，砂仁米（打）1.5 克，桔梗 3 克，杏仁 10 克，生姜 2 片，大枣 5 枚。

每日 1 剂，水煎，分 3~4 次服。

服药 5 剂，咳嗽除，体温正常，纳食佳，二便调，病告痊愈。

按：肺炎喘嗽证，其形成原因，主要是外邪侵犯于肺，使肺气郁闭，痰阻气道，不得宣通，因而上逆所致。由于年龄、体质因素的不同，感邪有风寒、风热的区别，病情有轻重浅深的悬殊，临床上有常证，也有变证，贵在审证求因，灵活施治，而不能执一方以应无穷之变。此例肺炎喘嗽初起，本属感受风寒之邪，肺气郁闭，水液输化无权，凝聚为痰，阻塞气道而作喘。若病初投以辛温开肺，如华盖散加减，寒散则表解，肺开则喘定。而此例一味投以麻杏石甘汤，乃至患儿阳虚体弱，湿痰内生，加以卫外不固，复感表邪，以致邪毒内陷，若再迁延，必将导致心阳不振之变。故用太子参、干姜、大枣益气温阳；苏叶、莱菔子、橘皮、半夏降气止咳化痰；五味子以定喘，扶正祛邪表里兼顾。6剂后则诸症告平，胸透肺部炎症明显吸收，继以益气理脾和中之剂，调理半月而愈。

6. 养阴清肺，善后调补法

例：杨某，女，2岁半。住院号：66081。

患儿主因发热、咳喘4天收住院。2天前，因发热加重，咳嗽频作，时有喘憋而来就诊。刻下症：发热，体温持续在38~39℃，咳嗽阵作，喘憋，汗出，口周无紫绀，咽充血，呼吸稍促，纳差，大便稍干。查体：双肺可闻及细湿啰音，以左肺为甚。血象：白细胞13.6×10^9/L，中性白细胞0.48，淋巴细胞0.32。胸透：两肺纹理增粗，可见散在的点片状阴影。舌质红，苔黄，脉滑数。西医诊断：支气管肺炎。中医诊断：肺炎喘嗽，证属痰热壅肺，治疗先以清热宣肺、化痰止咳平喘为法，方选麻杏石甘汤加减。处方如下：

麻黄3克，杏仁10克，生石膏25克（先下），生甘草3克，桑白皮10克，地骨皮10克，黄芩10克，芦根10克，竹叶10克，牛蒡子10克，大贝母10克。

6剂后，患儿病情好转，体温正常，两肺湿啰音较前明显减少，舌质红，苔剥脱而少津，脉细数。为邪热羁留日久，伤阴之象已现，治疗拟养阴清热，润肺止咳，以善其后，方选沙参麦冬汤合泻白散加减。处方如下：

沙参 10 克，麦冬 10 克，生地 10 克，地骨皮 19 克，桑白皮 10 克，炙杷叶 10 克，杏仁 10 克，生谷麦芽各 10 克，香稻芽 10 克。

7 剂，水煎服，每日 1 剂。服药后诸症消失，痊愈而出院。

支气管哮喘

支气管哮喘（Bronchial Asthma）是一种表现反复发作性咳嗽、喘鸣和呼吸困难，并伴有气道高反应性的可逆性、梗阻性呼吸道疾病。本病与变态反应有关，可在任何年龄发病，但多数始发于 4~5 岁以前。本病属于中医"哮喘""痰喘""痰饮"的范畴。追溯至《内经》，即有对本病类似的描述，如《素问·阴阳别论》云："阴争于内，阳扰于外，魄汗未藏，四逆而起，起则熏肺，使人喘鸣"。《幼幼新书·咳嗽作呀呷声》不仅论述了本病的病因和发作时的临床症状，而且提出了"小儿呀呷嗽"等病名，并将地龙用于本病的治疗。《金匮要略·肺痿肺痈咳嗽上气病脉证并治》云："咳而上气，喉中有水鸡声，射干麻黄汤主之。"即指出本病发作时的证治。朱丹溪首创哮喘之病名，阐明病机专主于痰，提出"未发以扶正气为主，既发以攻邪气为急"的治疗原则，为后世所推崇。

本病反复发作，缠绵难愈，对患儿的生长发育危害甚大，所以对于小儿哮喘的防治，除早期积极治疗和加强体育锻炼外，尚可采用"冬病夏治""夏病冬治"的方法，常能收到较好地疗效。

1. 治哮常法

哮喘病发之根，在于体内素有痰饮内伏，一旦为外邪所触发，则痰随气升，壅阻气道，痰气相搏，肺气上逆，于是喘促痰鸣，发为哮喘。《景岳全书》曰："喘有夙根，遇寒即发，或遇劳即发者，亦名哮喘"。中医所谓"夙根"相当于现代医学认为的过敏体质，而这种"夙根"的实质就是肺、脾、肾禀赋不足，导致卫外不固，或生内风，或化热蕴湿生痰。在这种体质的基础上，容易感受外邪，也容易产生内风，更易引动内生伏痰，导致哮喘发作。

肺、脾、肾功能失调在哮喘的发病中起着重要作用。肺主气，司呼吸，肺气虚衰，治节无权，失于输布，液凝为痰；脾主运化，失于健运，则水谷精微不能敷布全身，反而聚湿成痰；肾虚不能主水，气化失司，水泛为痰。所生之痰内伏于膈，酿成病根。且肾不纳气，气不归根，可使病情反复、迁延和加重。而肺卫不固，易为外邪所犯，又可成为哮喘时时触发之因。久病不愈，其虚益甚，无论因虚而病，或因病而虚，总不离正气虚弱。因此，正气不足，宿痰内伏为病之根本，外邪为诱发之因，气逆痰鸣为病之标。故本病的治疗，常以"急则治标，缓则治本"为大法。由于本病与肺、脾、肾关系密切，故治疗亦应从此入手。病发之时，有因寒、因热、因虚之不同，可分别主以宣肺、通腑、健脾、补肾之法。

（1）宣肺解表

哮喘之实证有寒热之分，常因感受外邪而发，证发之时，肺首当其冲，其病位在肺。外邪束肺，肺失宣降，其气郁闭而咳逆上犯。哮喘因外感而发者，其病位在表者，不必定喘，只须发散，发散则表邪尽去，而哮喘自平。治法以宣肺解表为主，常用温宣法和清宣法两种。温宣法适用于外感风寒之哮喘，常用小青龙汤加减；清宣法适用于外感风热之哮喘，轻者用桑菊饮，重者用麻杏石甘汤加减。临证之时考虑小儿脏气清灵，随拨随应，选方用药以轻清灵活见长，注意"温清有度，宣发毋过"，常常能收到"轻可去实"的效果。

由于小儿"易虚易实，易寒易热"，在急性发作期有痰热内伏，外感风寒者；亦有素体虚寒，复感风热之邪者；还往往形成寒热错杂，虚实并见之复杂证候。此时切不可纯温以助热，亦不可纯清以增寒，寒性收引，寒胜则肺气收引，气化凝滞最易诱发或加重哮喘发作。故久喘者，最忌寒凝之品，若夹热者，亦不可纯用寒凉，必须寒热并用，方为善法。

（2）通腑降气

肺主肃降，通调水道，与大肠相表里。六腑之通降，皆赖肺气降之，肺之肃降功能正常，又有赖于六腑之气的通顺。故对于小儿哮喘因于肺失肃降，痰阻气道，腑气不通而大便秘结者，常常采用通腑法，轻则蒌贝涤痰汤，重则宣白承气汤加减，以肃肺气，肺气得降则痰浊亦可下行，肺气得宣畅，喘逆自平，即通腑以泻肺，临证用之，效果显著。

（3）健脾补肾

治疗小儿哮喘多宗"急则治肺，缓则治脾肾"。脾为后天之本""生痰之源"，程钟龄曰："外感之喘，多出于肺，内伤之喘，未有不由于肾者……参术补脾土，以生肺金，金旺则能生肾水，乃隔二隔三之治也"。脾胃对全身营养物质的受纳、运输，以及精、气、血、津液的生成、传化、敷布等功能的发挥具有重要作用。本证久延，故可本"执中州以运四旁之法，健脾以充养后天生化之源"，增强体质，对于肺肾亦大有裨益。治疗小儿哮喘缓解期常用六君子汤或补中益气汤，健脾益胃，对于减少发作实有必要。

肾主纳气，为先天之本，六气之根，小儿哮喘多发于肾气未充之小儿，亦可自愈或缓解于肾气充盛之青春期，可见本病与肾密切相关。本病缓解期，采用补肾的方法，如六味地黄丸以巩固疗效，减少反复发作，改善预后。即使在发作期，只要有肾虚之象，亦可投补肾纳气之品，攻补兼施，虚实并调，常能取得良好的疗效。小儿肾虚之象，与成人有不同之处，临床上易被忽视，因为小儿语言表达能力差，且虚象易被标证掩盖，应当予以足够的重视。临证当据小儿之特点，审其先天禀赋之强弱，发病之久暂，观其神色形态之变化，参合指纹脉象以施治。凡早产羸弱，久病不愈，神疲乏力，发稀齿迟，目眶黯黑，鸡胸龟背，立迟行迟，肢冷遗尿，自汗盗汗，指纹淡而不显，脉沉无力等，均为肾虚之象，辨证准确，投药中的，自然就会获得疗效。

2. 治哮巧用银花乌梅紫菀汤

刘老认为，哮喘形成因素很多，病情复杂，往往寒热错杂，虚实并见，若以固定证型，按图索骥，则有胶柱鼓瑟之嫌，临床必须知常达变，才能切中病机，灵活施治以收卓效，尤其对于某些难治痼证，又要另辟蹊径，采用异军突起，一鼓成擒。

（1）宣肺通窍，宣畅气机，截断病邪下传

肺开窍于鼻，鼻与喉相通而联于肺，鼻与咽喉是呼吸的门户，所谓"鼻为肺窍""喉为肺之门户"。凡外邪袭人，或皮毛而入，或从口鼻上受，肺皆首当其冲，而肺之窍和肺之门户，往往亦最先表现出来，临床上哮喘的患儿常常有鼻腔和咽喉疾患的症状，如鼻塞、流涕、咽痒、咽痛等。因此在治疗过程中，将鼻咽炎的治疗作为突破口，尽早截断病势，防止病邪下传十分必要。如鼻塞、流涕，常选用辛夷、苍耳子、细辛、木通、白芷、薄荷等药物，宣肺通窍；咽部红肿疼痛者，常选用元参、板蓝根、山豆根、升麻、锦灯笼、青果等，以清热解毒利咽喉，从而达到宣畅肺气的作用，有利于控制哮喘的发作，或减轻哮喘的发作，具有独到之处，在临床上常能取得满意的效果。

（2）宣敛并行，固卫祛邪，防止病情反复

调肺大法，既有宣通升降之异，又有散敛补泻之殊。哮喘每因感触外邪而起，故疏散外邪、宣肺为常用之法，而喘发既久则可使肺气为之耗散，故不可不顾及。临证时在宣肺方中配合酸收之品，如乌梅、五味子等防止肺气耗散，以期散邪而不损肺气；敛肺又不碍散邪，如银花乌梅紫菀汤，寓散中有敛，宣敛并行，标本可得兼顾，使用得当，每获良效。

银花乌梅紫菀汤，是刘老自拟的治疗小儿哮喘的经验方。组成：银花10克，乌梅10克，紫菀10克，五味子10克，紫石英15克，钩藤10克，地龙10克。

方中银花性味辛甘寒，清热解毒，散肺中邪热。现代药理实验证明，银花对多种细菌有抑制作用。乌梅，酸涩平，敛肺止咳。现代药理实验证明，乌梅对多种细菌及真菌均有抑制作用，对豚鼠的蛋白致敏及组织胺休克有对抗作用。紫菀，性味辛、苦、温，辛散苦降，温而不燥，为疏利肺气，消痰止咳之要药。五味子，味酸性温，温而能润，"敛肺滋肾"，上能敛肺气而止咳喘，下能滋肾水以固下焦。现代药理实验表明，五味子对呼吸道有兴奋作用，并有明显止咳、祛痰作用。紫石英，甘温下气，有降逆之功，现代药理研究表明，紫石英主要成分为氯化钙，有抗过敏的作用。钩藤，性味甘寒，有明显的镇静止咳作用，既可祛外风，又可祛内风。地龙，甘寒，清热定惊，平喘通络，现代药理实验表明，地龙有显著的舒张支气管的作用，并能拮抗组织胺及毛果云香碱对支气管的收缩作用。诸药相伍，寒热并用，宣敛并行。方中既有银花、紫菀的疏散肺中邪热，又有乌梅、五味子的酸收，以敛肺气，可防肺气耗散，使邪散而不损肺气。方中银花、地龙性寒凉，紫菀、五味子、紫石英性属温，可谓寒热并用。久病入络，故用钩藤、地龙以通络平喘。药仅七味，配伍严谨，选药精当，共奏清肺化痰，降逆平喘之功。

应用银花乌梅紫菀汤须在辨证论治的基础上，根据患儿不同的证情，分别配合以"宣肺解表""通腑降气""健脾补肾""通窍利咽"等法，灵活运用。

在哮喘发作期，热喘者，可与麻杏石甘汤、泻白散合用，痰多色黄加苏子、莱菔子、葶苈子、黄芩等；寒喘者，可与小青龙汤合用，痰多色白质稀者，加陈皮、半夏、茯苓等药。哮喘因于肺失肃降，大便秘结者，加大黄、芒硝、莱菔子等药。哮喘缓解期，如肺脾两虚者，如面色萎黄，神疲乏力，舌淡苔白，可加太子参、黄芪、白术、茯苓、炙甘草等药；痰多色白者，加陈皮、半夏、枳壳；纳差者，加焦三仙、鸡内金、香稻芽。舌体瘦质红，苔剥脱，脉细为气阴不足者，可加沙参、麦冬、玉竹等药；纳差者可加生谷麦芽、生山楂。阴虚内热，逼汗外出者，可与当归六黄汤合用；肾虚动则喘甚，可与麦味地黄丸合用，有补中寓散，散中寓补之意。

（3）补肾纳气，温阳定喘，可以消除夙根

《景岳全书》云："喘有夙根，遇寒即发，或遇劳即发者亦名哮喘。未发时以扶正气为主，既发以攻邪气为主。扶正气者须辨阴阳，阴虚者补其阴，阳虚者补其阳。攻邪气者须分微甚，或散其风，或温其寒，或清其痰火。然发久者，气无不虚，故于消散中宜酌加温补，或于温补中宜量加消散。此等证候，当眷眷以元气为念，必使元气渐充，庶可望其渐愈，若攻之太过，未有不致日甚而危者。"说明久病肺虚及肾，气失摄纳，故临床可见呼多吸少，气不得续，或见遗尿，肾阳既衰，卫外之阳不固，故汗出手足不温等。此时易现虚实夹杂之证，但要权衡标本缓急，而夙根的驱除尚有待于补肾纳气，温阳定喘，临证之时不可不晓。

病案举例

例1：张某，男，4岁半，住院号：62400。

因咳喘反复发作3年，加重4天，于1992年4月6日入院。患儿自3年前起每逢感冒均咳嗽喘息，必须服用定喘药物才得以缓解。1年前在北京儿童医院诊断为"支气管哮喘"。本次发病因4天前"受凉"所致，证见：面色㿠白，无发热，咳嗽喘，严重时不能平卧，咳声重浊，喉中痰鸣，鼻扇，三凹征（＋），双肺满布哮鸣音，舌质淡体胖，苔薄黄，脉滑数。中医诊断：哮喘。证属肺脾两虚，复感外邪，乃本虚标实。法当"急则治其标，缓则治其本"，先治以疏风清热，降逆平喘，方用银花乌梅紫菀汤加减。处方如下：

银花10克，乌梅10克，紫菀10克，紫石英15克，五味子 10 克，钩藤 10 克，地龙 10 克，苏子 10 克，葶苈子 5 克，焦三仙各 10 克。

服 7 剂后，患儿咳喘、痰多诸症减轻，病情好转。继用 7 剂病情缓解，原方去银花、苏子、葶苈子，加茯苓 10 克，太子参 10 克，以巩固疗效。出院后门诊治疗，以健脾补肾为法，先后用银花乌梅紫菀汤合六君子汤、麦味地黄丸等，随症加减。患儿体质好转，脸色渐红润，感冒次数减少，哮喘未再发作，服药 6 个月终获痊愈。

例 2：刘某，男，11 岁。

自幼有湿疹和喘息性支气管炎病史，4 岁后咳喘反复发作，多在夜间发作，先出现打喷嚏，流清涕，而后喘息发作，不能平卧，痰多。慕名前来专家门诊求治。

初诊：1992 年 9 月 20 日。症见：咳嗽喘，喉中痰鸣，脸色青黄，双肺满布哮鸣音，舌淡苔薄白，脉细滑。中医诊为寒性哮喘。治拟温肺散寒，豁痰平喘，方用小青龙汤和银花乌梅紫菀汤加减。处方如下：

麻黄 3 克，桂枝 5 克，白芍 10 克，炙甘草 3 克，细辛 1.5 克，干姜 1 克，五味子 10 克，紫菀 10 克，钩藤 10 克，地龙 10 克，紫石英 15 克，杏仁 10 克。

3 剂，水煎服，每日 1 剂。

二诊：1992 年 9 月 27 日。服药后患儿喘息明显减轻，可平卧入睡，仍有轻咳，痰多，面色萎黄，纳差，乏力。证属脾虚失运，痰湿犯肺，治以健脾化痰，止咳平喘，方用六君子汤合银花乌梅紫菀汤加减。处方如下：

太子参 10 克，茯苓 10 克，炒白术 10 克，炙甘草 3 克，陈皮 5 克，制半夏 5 克，乌梅 10 克，紫菀 10 克，紫石英 15 克，钩藤 10 克，地龙 10 克，焦三仙各 10 克。

14 剂，水煎服，每日 1 剂。

三诊：1992 年 10 月 10 日。患儿病情稳定，咳喘未作，脸色转红润，精神佳，食欲增，唯鼻塞流浊涕，时有头痛、头晕，咽痛不适，舌淡红，苔薄黄，脉细滑。因复感外邪，肺窍不利所致，治宜宣窍利肺。处方如下：

辛夷 10 克，苍耳子 10 克，元参 10 克，板蓝根 10 克，山豆根 10 克，乌梅 10 克，紫菀 10 克，钩藤 10 克，地龙 10 克，焦三仙各 10 克，生姜 2 片，大枣 5 枚。

14 剂，水煎服，每日 1 剂。

服上药后，诸症消失，随访半年，哮喘未再复发，病告痊愈。

例 3：患儿李某，男，10 岁。病例号 45843。初诊日期 1964 年 9 月 21 日。

哮喘 5 年，夙根未愈。兼患遗尿，不仅每晚必作，甚至白天也不能自控，尿遗于裤。迭服桑螵蛸、破故纸、缩泉丸等药后遗尿已瘥。但哮喘时犯，迄无已时。

今春 2 月以来，哮喘感冒，交替而作，体质虚弱已极。虽启窗露隙，微风渐来，亦可迅即出现窒鼻流涕。每次感冒后，哮喘发作加重。目前，哮喘每晚必发，殆无虚夕，发时咳逆倚息，汗出如淋，面色黄白，痰涎上壅如潮，声传户外，纳食不甘，手足时温时厥，唇娇苔白，脉象细弱。

证属病久体虚，卫外无权，藩篱失固，因而易感外邪。肾失固摄，肺脾俱虚，以致气化失常，纳气无权，虚痰上泛。治疗以温肾纳气，肃肺止咳为法。处方如下：

制附片 20 克（先煎 90 分钟），茯苓 10 克，旋覆花 10 克（包），法半夏 12 克，麻黄根 10 克，淫羊藿 18 克，杜仲 18 克，薤白 10 克，杭巴戟 18 克，苏子 6 克，苏梗 10 克，陈皮6克，杏仁10克，细辛1.8克，泽泻10克，炙甘草3克，枳壳6克。

2剂，每剂浓煎3次，两日服完。

二诊：服药后，哮喘发作减轻，汗出减少，手足转温，纳食略甘，苔薄白，脉缓滑。效不更方，再拟原方继服5剂，以希接效，而免反复生变。

按：哮喘是一种极其顽固的病证，往往经年累月不愈，甚至成为终身痼疾。此例哮喘5年，这次发作，连续不断，前后长达9个月的时间，运用了各种方法治疗，也不能取效。尤其感到棘手的，就是不断外感。每次外感后，喘势则加重一次。喘势还未平息，接连感冒又作，补虚没有机会，散邪又伤正气，治疗始终处于被动，疲于奔命。以致患儿弱不禁风，虚羸达极点。随时可能危及生命。在万不得已的情况下，应用大剂量的附子、巴戟天、淫羊藿、杜仲以温补命火；细辛、甘草温经散寒；复以麻黄根敛汗收汗；茯苓、泽泻利湿渗饮；枳壳、薤白、旋覆花宽胸宣痹；苏子、苏梗、杏仁、陈皮、半夏降气化痰止咳。组成一张补中寓消，降中有宣，敛中兼散，消补宣降敛散结合的大方。尤其为了减少附子的毒性，水煎90分钟，充分发挥了附子的温阳强壮作用，结果疗效十分满意。据患儿家长反映，患儿自9月21日开始服药后，至第6剂时，喘势大定，每夜喉中没有喘鸣。但是遇有天气骤冷，喘势仍作，较前减轻。共服50剂，已完全哮平喘定。

3. 倡外风引动内伏风痰论

小儿哮喘，一般认为是外因诱发，触动伏痰，痰阻气道所致。而刘老认为，小儿哮喘，内因风痰内伏，外因感受风邪，外风引动内伏之风痰所致。刘老认为，诱发小儿哮喘的因素较多，但主要是感受风邪。这主要是由于小儿"肺常不足"，寒温不能自调，易感外邪，而"风为百病之长"，故外因主要是感受风邪为主，感受风邪后引动内伏风痰作祟。

痰的生成是因肺脾肾三脏功能失调所致，但更与脾失健运密切相关。"脾为生痰之源，肺为贮痰之器"，说明痰内伏于肺。小儿"肝常有余"，感受外邪后，易动肝风；再加上小儿"脾常不足"，易为饮食所伤，致脾胃虚弱，脾虚则肝易亢，内风易起。正如清·尤在泾所云："土虚木必摇"。由此可见，风痰内伏是小儿哮喘发病的主要内因。

哮喘的发作，每遇外感风邪，一触即发，外风从皮毛而入，或由口鼻上受，引动内伏之风痰，痰阻气道，气机升降不利，则气息喘促；肺若悬钟，痰随风动，木摇痰撞，故肺金哮鸣有声。正如程钟龄《医学心悟》所云："肺体属金，譬若钟然，钟非叩不鸣，风寒暑湿燥火六淫之邪，自外击之则鸣"。

4. 创立调肺平肝法，研制哮喘基本方

刘老勤求古训，博采众长，针对痰涎伏于肺，内风伏于肝，外风始受于肺的病机，积多年临床经验，匠心独运，又创立了"调肺平肝法"，研制了治疗小儿哮喘的基本方。药物组成：辛夷10克，苍耳子10克，玄参10克，板蓝根10克，山豆根5克，钩藤10克，地龙10克，紫石英15克，秦皮10克。

本方具有调肺平肝、温肾降气、化痰平喘的功效。方中辛夷、苍耳子、玄参、板蓝根、山豆根五味药，最能体现刘老从肺论治的学术思想，具有宣肺通窍畅气机、祛邪护肺安

内宅的作用。发作期用之宣散外邪，调畅气机；缓解期则能切断病邪入侵的途径，防止外风引动内伏之风痰。钩藤，《本草汇言》言其能祛风化痰；地龙，具有清热息风、止痉平喘之功，为治疗哮喘的要药；秦皮，归肝、胆、大肠经，《本草纲目》言其气寒，味苦，性涩，苦寒可清利大肠，性涩又可防止宣散太过，有清热燥湿，平喘止咳之效；紫石英，降逆平喘，温养肾阳，《药性论》言其主养肺气。刘老认为，小儿"肺常不足""肾常虚"，痰虽源脾贮肺，与肾阳虚不暖脾土息息相关。故用紫石英温养肾阳，以蒸运脾土，"土旺则金生，无区区于保肺"，虽不治脾肺，而脾肺得荫也，有治哮求本之意。钩藤、秦皮、紫石英三药是刘老推崇的治哮良药。全方配伍巧妙，标本兼顾，因此小儿哮喘发作期和缓解期均可用此基本方加减应用。

5. 既发增三子收效，未发添二陈图功

小儿为"纯阳"之体，所感外邪和内生之痰易从阳化热，故热性哮喘尤为多见。基于此，发作期刘老常用基本方加葶苈子 5 克，苏子 10 克，莱菔子 10 克，以泻肺平喘，降气消痰。三子，具有三子养亲汤降气消痰之功，而避其温热燥烈之性，选用葶苈子代替白芥子，更适合小儿的特点，哮喘发作时，急予数剂，屡屡收效。

哮喘发作期经治疗缓解后，针对风痰内伏的内因，关键在于脾失健运，治疗强调脾以健运为补，并不采用黄芪、党参之类补脾药，主张长期服用基本方加二陈汤（陈皮 5 克，半夏 5 克，茯苓 10 克，甘草 3 克），以健脾化痰，缓以图功，远期疗效显著。

综上所述，刘老治疗小儿哮喘，主要以外风引动内伏风

痰立论，根据发作期、缓解期不同，以哮喘基本方加减治疗，并根据临床千变万化的不同证候，或一法独施取速效，或数法并用巧收功，这正是中医的精髓所在。

特发性肺含铁血黄素沉着症

特发性肺含铁血黄素沉着症是一种肺泡毛细血管反复出血，被破坏红细胞变为含铁血黄素沉积在肺泡间隔，所引起病理反应的疾病。主要在小儿时期发病，以 1~2 岁婴幼儿多见，儿童期也可发病，无性别差异。病因尚不清楚，目前认为可能是自身免疫反应引起肺泡局部出血的后果。本病急性出血期起病较急，年长儿可有咯血，量或多或少。婴幼儿不会咳嗽，较少有咯血症状，但有咳喘、乏力、短时期内出现面色苍白。肺部特征不尽相同，有时无阳性发现或仅有呼吸音减低，有时可闻喘鸣音、中小水泡音及干性啰音等。病情严重者，可出现急性心力衰竭甚至猝死。慢性发作期可有反复或阵发性咳喘、胸痛、低热和少量咳血，呼吸频率加快，生长发育落后。实验室检查，痰液中可检得含铁血黄素巨噬细胞（小婴儿可取胃液检查），低色素小细胞性贫血阳性率可达 95% 左右。胸部 X 线检查：急性期可见肺野中有边缘不清、密度浓淡不一的云雾状阴影，病灶可自颗粒大小至大片融合，透亮度减低，双侧病变多于单侧，右侧多于左侧。慢性期可见广泛的间质纤维化、肺不张、肺气肿、支气管扩张，以及肺心病等征象。现代医学多采用肾上腺皮质激素和免疫抑制剂及对症疗法，但易于复发，迁延难愈。

刘老认为本病是本虚标实，虚实夹杂。本虚是指肺气虚，标实是血瘀于肺。因此本病的主要病机是肺气虚，气不摄血，血不循经，溢于脉外，瘀积于肺。治疗以益气补肺，清热化痰，活血化瘀为法，常选用补肺阿胶汤加减，既可补气摄血，使血循常道而不溢瘀于肺，以治本虚，又可清除肺中瘀血痰浊，以治标实，临床疗效显著。临证之时，还应根据疾病发展的不同阶段，配合不同的治疗方法。如在急性期以咯血或痰中带血为主要见症，则配以凉血止血之药；在缓解期以咽干痰黏难出为主要见症，则重用清咽利喉，润肺祛痰之药；恢复期以肺脾气虚症状明显，则重用健脾益肺，化痰止咳之药。临床应用，每获良效。兹举典型病例如下：

韩某，男，9 岁，山西省太原市人。住院号：60460。

患儿 4 年来咳嗽不断，痰中带血，或有血块，或有血丝，或均为血液，痰为褐色或灰褐色，病情时轻时重，曾在太原市多家医院诊治，经正规服用激素及服用中药治疗，效果不理想。近 1 周咳嗽加重，痰中带有血块或血丝，痰呈褐色。为求系统诊治，慕名来京求治，于 1991 年 9 月 21 日收入儿科病房。刻下症见：咳嗽痰中带血，纳差，二便尚调。

入院查体：满月脸，面色㿠白无华，唇舌色淡，舌苔薄白，咽红，脉弦滑。扁桃体不大，心（-），双肺呼吸音粗糙，可闻及少许痰鸣音。痰液检查：镜下痰中可见少量红细胞及大量含铁血黄素吞噬细胞。血常规检查：白细胞 14.1×10^9/L，中性 0.48，淋巴 0.50，单核细胞 0.02。胸透：双肺纹理增粗。

辨证属肺气虚弱，痰血阻络。治宜补肺益气，祛痰止咳，佐以凉血止血，活血化瘀。方选补肺阿胶汤合桃红四物汤加减。处方如下：

阿胶珠 10 克，马兜铃 10 克，杏仁 10 克，牛蒡子 10 克，当归 10 克，赤芍 10 克，川芎 5 克，桃仁 10 克，红花 3 克，川贝 5 克，炙甘草 5 克，白茅根 30 克，粳米 15 克。

二诊：1991 年 10 月 15 日。服上方后咳嗽明显减轻，痰中带血消失，痰仍为灰褐色，近日咽干音哑。查体：咽红，舌红苔薄黄，脉细数。双肺仍可闻及少许痰鸣音。辨证分析：此时溢血已止，瘀血已去，但痰热未清，阴液已伤，痰火上犯咽喉，则咽干音哑。治宜清咽利喉，润肺止咳。处方如下：

阿胶珠 10 克，马兜铃 10 克，牛蒡子 10 克，杏仁 10 克，生甘草 3 克，元参 10 克，板蓝根 10 克，山豆根 5 克，蝉衣 3 克，麦冬 10 克，大贝母 5 克。

三诊：1991 年 11 月 12 日。药后咳嗽基本已除，咽干音哑消失，痰量明显减少，唯感觉手足心热，舌淡红，苔薄白，脉弦细。此为阴液未复，痰浊留恋。治宜益气养阴，健脾化痰，方选补肺阿胶汤合人参五味子汤加减。处方如下：

阿胶珠 10 克，马兜铃 10 克，牛蒡子 10 克，炙甘草 3 克，杏仁 10 克，太子参 10 克，五味子 10 克，麦冬 10 克，茯苓 10 克，炒白术 10 克。

四诊：1991 年 12 月 14 日。服药后手足心热明显减轻，效不更方，再以上方化裁服用月余，诸症悉除，于 1992 年 1 月 18 日痊愈出院，随访 1 年未复发。

百日咳

百日咳是一种由百日咳杆菌引起的急性呼吸道传染病，

传染性很强，自从广泛施行百日咳菌疫接种后，本病发生已大为减少。百日咳的临床特征为咳嗽逐渐加重，呈典型的阵发性痉挛性咳嗽，在阵咳终末出现深长的鸡鸣样吸气性吼声，病程长达 2~3 个月。本病古代亦称"鹭鸶咳""时行顿呛""天哮呛""疫咳"等。人群普遍易感，预防接种和患病后的免疫力并非都是完全和持久的，近年来发现 6 岁前免疫接种的成年人和医务工作人员，由于抗体逐渐消失，可成为轻病或带菌者。本病属中医"顿咳"的范畴。

本病多由于内蕴伏痰，外感时行疫疠之气，侵入肺系，导致肺失肃降。小儿"肺常不足"，易感外邪，若与伏痰搏结，阻遏气道，肺失清肃，而致肺气上逆为患。由于本病感邪有轻重，且患儿体质亦不同，故临床症状差异较大。本病初起、邪伤肺卫，表现为肺卫表证，与伤风感冒咳嗽相似；继则痉挛性咳嗽阵作，甚则连咳数十声，必待痰涎吐出后，气道才得通畅，咳嗽暂时缓解。咳嗽虽在肺，亦可殃及他脏，若犯胃则胃气上逆，而见呕吐乳食；犯肝则肝气横逆，而见两胁作痛；气逆伤及血络，而见咳血、目睛出血；肾与膀胱均为表里关系，且肺为水之上源，肺失宣肃，则大肠、膀胱失约，故痉咳时可见二便失禁。

婴幼儿体禀不足，脏腑娇嫩，易生变证。痰热壅肺，肺气郁闭，则肺炎喘嗽；若痰热蒙闭心包引动肝风，则见昏迷、抽搐。

本病的辨治，一般根据初咳、痉咳、恢复期的临床表现，施以宣肺化痰、泻肺涤痰、润肺养阴之法。初咳期当分风寒、风热，治宜疏风宣肺。风寒轻证者，宜用杏苏散加减；风寒重证者，宜用华盖散加减。风热轻证者，宜用桑菊饮加减；风热重证者，宜用麻杏石甘汤加减。痉咳期治宜泻肺镇咳，宜用桑白皮汤加减。恢复期治宜润肺健脾。偏于肺阴耗损者，宜用沙参麦冬汤；偏于脾胃气虚者，宜用人参五味子汤加减。

多年来通过大量临床观察分析，刘老认为百日咳之所以出现与一般咳嗽不同的临床症状，其发病机理，多因感受风寒或温疫之气，侵犯肺卫，深蕴气道未得透达而成，加以伏痰内蕴，再与外邪搏结，势必郁而化热，煎熬津液，酿为痰浊，阻遏气道，壅塞不宣，以致肺气上逆，故咳声连续阵作不已。久而不愈，胶固不化，形成顽痰，必须待其尽量吐出，气机通畅而痉咳始得暂时缓解。有时痰郁化火，迫血妄行，则吐血、衄血、咯血、白睛出血。甚至痰涎壅盛，闭塞喉间，常有立时窒息殒命的危险。尤其2岁以下的婴幼儿，由于脏腑娇嫩，形气未充，更易发生危险。故临床治疗必须抓紧时机，给予肃肺涤痰、降逆镇痉，常可缩短病程，迅速达到制止痉咳的目的。兹例举一典型病例如下：

曾治王某，男，2岁。证经20余日，始则咳嗽不爽，鼻流清涕，继则咳嗽暮重，连续不断，咳时面红握拳，涕泪交作，曾经注射青霉素、口服止咳糖浆、蛇胆川贝散等药，而咳嗽愈趋愈剧。刻下：呛咳顿作，夜晚尤甚，咳时面红耳赤，吐痰黄稠而黏，入暮低热，口干欲饮，时有鼻衄，眼胞浮肿，小便黄赤，大便秘结，舌质红苔薄，脉象滑数。检查：咽红，扁桃体Ⅰ°肿大，心率120次/分，两肺闻及湿啰音。血象：白细胞$18 \times 10^9/L$，中性0.50，淋巴0.50。证属外邪郁而生痰，痰热交蒸上扰，治宜清热泻肺，豁痰降逆。宗千金苇茎汤加味，处方如下：

芦根30克，桃仁10克，生苡仁10克，冬瓜仁10克，苏子10克，葶苈子3克，车前子15克（包煎），钩藤10克，全蝎 2 克，炙杷叶 10 克，白茅根 30 克，制军 10 克。

3 剂，每日 1 剂，水煎 50 毫升，分 4~5 次服。加用鹭鸶咳丸，早晚各 1 丸。

服药后呛咳大减，吐痰较爽，鼻衄未作，大便亦通，唯入暮尚有低烧，眼胞微肿。证属痰热逗留，尚未尽解，再拟原方增损，处方如下：

芦根 30 克，桃杏仁各 10 克，生苡仁 10 克，冬瓜仁 10 克，车前子 15 克，知母 10 克，川贝母 5 克，黄芩 10 克，炙杷叶 10 克，钩藤 10 克，全蝎 2 克。

3 剂，每日 1 剂。鹭鸶咳丸，早晚各 1 丸。药后顿咳基本已解，转投润肺养阴以善其后。

按： 实践证明，小儿百日咳虽然病程较长，顽固难治，当其进入痉咳期，及时投以千金苇茎汤加味，常能缓解痉咳，缩短疗程，并可制止并发症的发生。方中苇茎，即芦苇的茎，现在多以芦根代之，其性寒，大量使用，能泄气分的热，有清肺泄热之功。桃仁善化血分热结，生苡仁清肺利湿化痰。冬瓜子上清心肺蕴热，下导大肠积滞。用苏子、葶苈子降逆化痰，利气消肿。钩藤、全蝎镇痉止咳，炙杷叶化痰止呕，白茅根凉金止血，制军泻热解毒，尤其车前子大量使用可镇咳利水消肿。再辅以鹭鸶咳丸，则收效更趋显著。

川崎病

川崎病（Kawasaki disease）于 1967 年由日本川崎首次报告以来，病例逐年增多，世界范围均有发病。我国 1976

年首次报告，近年病例亦逐年增多，以长江流域发病率最高。为一种病因不明的急性发热出疹性小儿疾病，其主要特点是持续发热，皮肤多形性斑丘疹，眼结膜充血，口腔及咽部黏膜充血，口唇潮红皲裂，手足硬肿，颈淋巴结肿大，故又称皮肤黏膜淋巴结综合征（mucocutaneous lymph node syndrome）。心电图检查可示低电压、P-R 或 Q-T 间期延长，ST-T 改变及各种心律失常等；伴冠状动脉病变者，可呈心肌梗死图象。冠状动脉造影或二维超声心动图可发现 30%~50% 病例伴冠状动脉扩张，其中 15%~20% 发展为冠状动脉瘤，多侵犯左冠状动脉。周围血白细胞增高，中性粒细胞增多，核左移。轻度贫血，血小板常增多；血栓素 A_2 或其代谢产物血栓素 B_2 活性升高，而前列腺素 I_2 或其代谢产物 6- 酮前列腺素 $F_{1\alpha}$ 明显降低。血沉增快，急性时相蛋白增高。5 岁以内的婴幼儿发病为主，男孩多见，男女之比为 2：1~3：1，一年四季均可发病。本病可严重损害冠状动脉，为小儿时期冠状动脉心脏病最常见的病因。本病系自限性疾病，多数预后良好，约 3% 的病例可有 1 次或多次复发。有冠状动脉病变者，多数于 1 年内超声心动图恢复正常，但 1%~2% 可死于心肌梗死或动脉瘤破裂，个别病例在临床症状消失数年后猝死。

有关本病的症状描述，最早见之于《诸病源候论·患斑毒病候》："斑毒之病，是热气入胃。而胃主肌肉，其热挟毒蕴积于胃，毒气熏发于肌肉，状如蚊蚤所啮，赤斑起，周匝遍体。此病或是伤寒，或时气，或温病，皆由热不时歇，故热入胃，变成毒，及发斑也。凡发斑者，十生一死，黑者，十死一生。"本病若机体正气不支，或治疗失宜，邪陷心脏者，对小儿危害较大，目前尚无特效疗法。

刘弼臣教授认为，川崎病以发热，颈部淋巴结肿大，皮肤呈多形性红色斑丘疹，眼结膜、口腔黏膜充血，唇红而皱裂，舌质红赤，血小板升高为证候特征。他认为，本病属于"疫疹"的范畴。其病因多由于感受温毒疫疠之邪，从口鼻而入。邪束于外，毒郁于内，蕴于肌腠与气血相搏，蒸腾肺胃两经，则高热神烦；发于肌肤黏膜，则见瘀疹潮红肿胀；毒入血分，则瘀疹可融合成片状紫瘀斑；毒热灼津成痰，凝阻经络，可结成颈部痰核；温毒之邪多从火化，最易伤阴，故舌生芒刺，状如杨梅，唇红皲裂，指趾端呈膜状脱皮或潮红脱屑；如毒热伤及心气，则可出现心悸变证；留注经络关节，则引起骨节肿痛；严重者毒热炽盛，可内陷心肝，出现昏痉。

川崎病的中医治疗，刘弼臣教授认为，清热解毒是治疗本病的总则。根据病程的久暂、邪毒的深浅、病情的轻重，当灵活辨治。一般地说，病之初起，邪尚在表，治当辛凉宣透，最宜宣中寓清，以引邪外出，热去毒解。方选葛根解肌汤加减，药用葛根10克，前胡5克，蝉衣3克，荆芥10克，解肌透表；银花10克，连翘10克，清上焦之热；淡竹叶10克，芦根30克，清心胃之热；赤芍、赤苓各10克，导热从小便而出。热甚可加生石膏25克（先下），大青叶10克；腹泻加黄连1.5克。

本方可使邪从汗泄，毒从疹出，切忌辛温升散，以免化燥伤阴，内陷逆传。更不可猛进大剂寒凉，否则疫疹之毒冰伏于内，不能外达，正气亦遭克伐，且苦寒容易化燥，阴液益伤，使内热更炽，必将变证蜂起。

如果毒热内盛，痰涎壅塞，阻遏肺气而见气粗胸闷，壮热不解，颈部淋巴结肿大，此时宜清化，清其疫毒郁火，化其黏痰气滞。方选元参牡蛎汤合蒌贝涤痰汤化裁。药用元参10克，薄荷3克，生石膏25克（先下），生地10克，清热解毒；瓜蒌10克，贝母5克，涤痰化浊；穿山甲10克，紫花地丁10克，赤芍10克，活血解毒。

如果毒热已经化火，邪在气营，症见皮疹充血潮红，高热不退，口唇皲裂，舌生芒刺，状如杨梅，脉数神烦，治当清营解毒，冀其透营转气，邪从外达。方选凉营清气汤加减。药用生石膏25克（先下），黄连1.5克，连翘、竹叶各10克，清火泄热解毒；生地、石斛、元参各10克，芦根30克，养阴生津清热，配合犀角1.5克（磨汁冲服），凉营清热解毒。

大便秘结，神烦不安，舌苔垢腻，脉象滑数者，又当通腑泄热存阴，这是在治疗过程中，不得已而采取的一个法则，毒势深重，火焰沸腾，若不扫尽狂氛，则津液难存，方选犀连承气汤。药用犀角1.5克（磨汁冲服，现用水牛角代），生地10克，黄连2克，生甘草3克，凉血清热解毒；枳实5克，生大黄5克（后下），荡热去积，急下存阴。正如吴鞠通所云："留得一分津液，便有一分生机"。疫由火发，火盛灼津，因而维护阴液应当贯穿治疗之始终。

刘弼臣教授根据患儿的临床特点，抓住主要矛盾，运用温毒时邪发疹的理论，进行辨证施治，收到了较好的疗效。将所治典型病例介绍如下：

1. 温毒发疹，气营两燔证

例：席某，男，6个月。主因发热4天、皮疹1天，于1988年7月2日由急诊收入院。

患儿4天前开始发热，体温波动在38.5~42℃，曾服用红霉素等抗生素，效果不显著。入院当天发现左颌下肿胀，皮肤出现皮疹，体温高达42℃。入院查体：体温39℃，呼吸32次/分，心率164次/分，急性热病容，烦躁不安，前囟稍凸，张力较高，全身皮肤散在充血性皮疹，形态大小不一，以背部较多，部分融合成片，双足背及外侧跖面有红斑，手掌面皮肤潮红，手背有不规则红斑及轻度硬肿，肛门周围及阴茎、阴囊皮肤潮红，原接种卡介苗部位明显充血，中心紫暗，眼结膜充血，口唇鲜红皲裂，杨梅舌，口腔黏膜及咽部充血，舌苔黄腻，指纹浮紫达风关。扁桃体Ⅱ°，无渗出。左颌下淋巴结约2.5cm×2cm，触痛。心律齐，心音有力，双肺（－），肝右肋下1.5cm。血象：血红蛋白59g/L，白细胞$18×10^9$/L，中性0.80，淋巴0.19，单核0.01，血小板$458×10^9$/L，血沉56mm/h，抗链"O"1:200，乳酸脱氢酶200IU/L。心电图：窦性心动过速。超声心动图：四腔心，左室大于右室，主动脉内径比值大于左房。西医诊断：川崎病。中医辨证：温毒发疹，气营两燔。治疗宜以清热生津，解毒透疹为法，方选白虎地黄汤加味。处方如下：

生石膏25克（先下），知母5克，生地10克，生甘草3克，天竺黄1克，元参10克，蝉衣3克，赤芍10克，黄连1克，山栀2克。

3剂，水煎服，每日1剂。

服药后，体温降至37.2℃，第二、第三诊均以上方出入，共服药9剂后体温正常，皮疹及掌跖肿胀消退，指趾开始呈膜样脱皮，眼结膜充血消退，各项检查均恢复正常，继以养阴清热法善其后。

按：本例因感受温毒时邪，蒸腾肺胃，气营两燔甚为显著，亟当清热生津，解毒透疹，以期由营转气，邪从外达。

故用生石膏、知母大清气分之热，元参、生地、赤芍清解营分之热毒；黄连、山栀清心泻火，蝉衣宣肺透邪；天竺黄清热豁痰，生甘草解毒和中。诸药合用，共收"清热未犯寒凉，养阴而不滋腻，透疹未伤津液"之功。

2. 疹毒内郁，湿热氤氲证

例：柳某，男，8 岁，主因发热 10 天，于 1988 年 12 月 5 日入院。

患儿于 10 天前出现高热（体温 39℃），面红，头晕，恶心，纳呆，翌日全身出现淡红色皮疹，高出皮肤，旋即皮疹消退，而高热未解，近一周来体温在 37.5~38.8℃，胸胁胀痛，口苦泛酸。查体：体温 37.8℃，呼吸 24 次/分，心率 118 次/分，眼结膜轻度充血，口唇潮红皲裂，咽红，扁桃体Ⅱ度，无渗出液，颈部两侧各可触及一肿大之淋巴结，右 $1.5cm \times 1.5cm$，左 $1cm \times 1cm$，双侧腹股沟有数个黄豆大小之淋巴结，触痛，活动好。双手指成膜样脱皮。心肺（–），肝右肋下 1cm，边缘钝有触痛及叩击痛。舌尖边红，舌苔白腻，脉滑数。血象：血红蛋白 126g/L，白细胞 19.8×10^9/L，中性 0.82，淋巴 0.18，血小板 180×10^9/L。超声心动图及心电图正常。西医诊断：川崎病。中医辨证为疹毒内郁，湿热氤氲。治疗宜以清热化痰，宣中利湿为法，方选蒿芩清胆汤加减，处方如下：

青蒿 10 克，黄芩 10 克，柴胡 10 克，枳壳 10 克，陈皮 5 克，六一散 10 克，赤茯苓 10 克，郁金 10 克，半夏 10 克，生石膏 25 克（先下）。

3 剂后，体温恢复正常，自觉症状，口唇微红，眼结膜（–），咽微红，颈淋巴结明显缩小，肝肋下未及，无叩痛，继服上方3剂后痊愈出院。

按：本例初起，邪在上焦，出现高热恶心，身发皮疹。因疹未透发而湿热内蕴，肝胆失于疏泄，气机不畅，郁而生痰，用青蒿、石膏、柴胡、黄芩清泻胆热，引邪外出；枳壳、郁金、陈皮、半夏消痞化痰，和胃宣中；六一散、赤茯苓利小便，清湿热，取得满意效果。

3. 疹出不畅，阳热内郁证

例：龚某，男，4个月，主因发热4天，于1988年5月30日入院。

患儿4天前发热，体温39℃以上，服退热药后汗出热稍减，可降至38℃，很快出现四肢冰凉，继则高热，烦躁不安，咳嗽有痰，口渴喜饮，大便不调，入院当日颈部出现皮疹。查体：体温40.1℃，呼吸46次/分，心率200次/分，神志清，烦躁哭闹，面赤，颈部散在粟粒样红色皮疹，口唇红干皲裂，舌质红呈杨梅状，口腔黏膜充血，咽充血，扁桃体Ⅱ度，无渗出液，右颈部可触及一2cm×2cm大小的淋巴结，质硬，活动度差，眼结膜充血。指纹淡紫在风关。心肺（－）。血白细胞$1.68×10^9$/L，中性0.84，淋巴0.16，血小板$400×10^9$/L，血沉14mm/h，肌酸磷酸激酶、乳酸脱氢酶、谷草转氨酶均明显增高。微电脑心动图示：左室电压偏高，心肌炎。心电图示：窦性心动过速。超声心动图示：左室与右室比值偏大。西医诊断：川崎病。中医辨证为疹出不畅，阳热内郁。治疗宜以清热解郁，达邪透疹为法，方选四逆散加减。处方如下：

柴胡6克，枳实6克，赤芍10克，炙甘草3克，生石膏30克，野菊花15克，升麻6克，黄芩10克，蝉衣3克，灯心草 1 克。

3 剂，水煎服，每日 1 剂。

服药后体温降至 38℃，颈淋巴结明显缩小，但全身皮疹遍布，背部、阴囊部皮疹融合成片，压之褪色，大便每日 5~6 次，稀水便。上方去枳实、野菊花、黄芩，加葛根、煨木香、黄连。服 3 剂后身热解，皮疹消退，指趾膜样脱屑，肿胀消退，食欲可，舌脉正常，半月后复查各项指标均正常。

按：本例初期，寒凉解热，强行遏邪，以致阳气内郁，高热肢厥，疹出不畅，心烦渴饮，大便不调，与阴寒内盛的阴厥截然不同，故用柴胡解郁升清，调燮寒热；枳实利气消滞，泻热降浊；赤芍和血敛阴，甘草和中益气；生石膏、黄芩轻宣肺胃；蝉衣、升麻透疹，野菊花解毒。诸药合用，共奏解郁泻热，达阳于表之功。二诊时身热趋降，皮疹遍布，毒从下泄，故大便泻利，加用葛根升提，香、连宽中厚肠，以使清升浊降，阴阳调畅而愈。

4. 时邪瘾疹，协热下利证

例：陈某，男，3 岁，主因发热伴腹泻 13 天，于 1988 年 7 月 15 日来院就诊。

13 天前开始发热，体温 38.5~40℃，伴腹泻，每天 4~5 次，9 天前发现右颈部肿胀，皮肤出现风团样皮疹，体温 40.5℃，外院治疗无效而来院就诊。查体：体温 39℃，呼吸 32 次 / 分，心率 132 次 / 分，急性热病容，烦躁易哭，眼结膜充血，口唇红干，舌质红，苔黄腻，脉滑数。咽充血，扁桃体Ⅱ度，无渗出。全身散在皮疹，右胸一片密集粟粒样皮疹，压之褪色，肛门周围潮红，双手掌稍肿胀，指趾呈膜样脱皮，右颈部有一蚕豆大小淋巴结，活动度好。血白细胞 $16.4 \times 10^9/L$，中性 0.80，淋巴 0.20，血小板 $360 \times 10^9/L$。超声心动图示：冠状动脉扩张，大便常规：稀便，白细胞 2~3 个。西医诊断：川崎病。中医辨证：时邪瘾疹，协热下利。治疗宜以清热透邪，佐以升提，方选葛根芩连汤加减。处方如下：

葛根 10 克，黄连 1.5 克，黄芩 10 克，生石膏 25 克，寒水石 10 克，薄荷 3 克，升麻 5 克，蝉衣 3 克，鲜芦根 30 克，神曲 10 克。

3 剂，水煎服。药后大便减少至每日 2~3 次，低热趋降，皮疹时隐时现，其他症状明显好转，再拟原方加减，处方如下：

黄葛根 10 克，升麻 5 克，黄连 1.5 克，黄芩 10 克，蝉衣 3 克，赤芍 10 克，细木通 5 克，生山楂 10 克，灯心草 1 克。

服 3 剂后，诸症均解，体征消失，实验室检查正常。

按：本例初期症见高热发疹伴泄泻，及时辛凉宣透，本可迅速获愈，由于过用退热药强行退热，热势虽有所下降，但邪毒已陷阳明之里，致使泄泻加重，疹反隐约不透，迁延不愈。故用葛根、升麻解肌升提，鼓舞卫气；配以黄芩、黄连、石膏、寒水石清泻阳明里热；薄荷、蝉衣、芦根宣邪达疹；神曲导滞和中，共收解肌清肠，表里双解之功。

5. 疹毒郁结，痰凝阻络证

例：程某，男，6 岁，主因发热，颈部肿胀 10 天，于 1989 年 11 月 12 日来院就诊。

10 天前开始发热，伴颈部肿胀、疼痛，第二天出现皮疹，抗生素治疗无效。查体：体温 37.5℃，呼吸 24 次 / 分，心率 108 次 / 分，右颈淋巴结 2.5cm×2cm，质硬有压痛，活动度差，眼结膜轻度充血，口唇红，舌质红苔黄，指趾端呈膜状脱皮，脉滑数，心肺（－），腹（－）。白细胞 16.7×10⁹/L，中性 0.80，淋巴 0.16，单核 0.03，血小板 210×10⁹/L。心电图正常。西医诊断：川崎病。中医辨证：疹毒郁结，痰凝阻络。治疗宜以清热豁痰，软坚散结为法，方选元参牡蛎汤加减。处方如下：

元参 10 克，生牡蛎 15 克，生石膏 25 克，海藻 10 克，昆布 10 克，薄荷 3 克，天花粉 10 克，穿山甲 10 克，山慈菇 3 克，黄连 1 克，灯心草 1 克。

3 剂，水煎服，同时，予梅花点舌丹 2 瓶，早晚各服 1 粒。服药后体温正常，淋巴结明显缩小，继服上方 3 剂后，症状体征均消失。

按：本例由于疹毒透发不畅，余毒郁结化火，火热灼津，炼液成痰，痰凝气结，经久不散，故结肿不消，大如果核。故用元参、石膏、薄荷、黄连清热解毒，生牡蛎、海藻、昆布豁痰软坚，穿山甲、山慈菇、天花粉消肿散结，灯草引毒下行，加用梅花点舌丹，增强解毒泻火，活血消肿之力。

泄　泻

泄泻是指大便稀薄，大便次数增多为主要临床表现。"泄"与"泻"含义不同，孙文胤《丹台玉案》云："泄者，如水之泄也，势犹舒缓，泻者，势似直下，微有不同，而其病则一，故统称为泄泻。"说明泄者病缓，泻者病急。《幼科发挥》云："泄泻二字，亦当辨之。泄者，谓水谷之物泄出也；泻者，谓肠胃之气下陷也。"可见泄与泻具体性质、轻重缓急有所不同。但由于病因病机基本一致，故临床上仍习惯泄泻并称。

对于小儿泄泻的辨治，除遵循八纲、脏腑等辨证方法外，刘老非常注重局部与整体结合的辨证方法，形成了一套重视肛、便诊察，以决寒、热、虚、实的辨证新方法。

小儿泄泻，主要表现在大便的变化。观察审视大便的性状、气味、色泽等，是辨证的主要依据之一。如大便"暴迫注下""溏黏垢秽"、如"筒吊水，泻过即止"，或"夹泡沫"等多属热象；如泻物"形如败卵""腹痛腹泻，泻则痛止"等，多属实象；若"粪便清稀如水""澄澈清冷""肠鸣泄泻"水谷不分等多属寒象；若"食后思泻，泻物不化"、"下利清谷"等，多属虚；而"气味不显"多虚寒；"气味酸馊"多伤食。这些经验，验之临床确实有效，但是非常不全面，刘老又集多年的经验，提出了应重视观察小儿肛门情况，以作为小儿泄泻辨证的主要依据之一。凡伴有肛门肿胀、灼热、潮红、皱襞变粗者，多属热；而肛门色淡，皱襞潮黏者，多属寒；肛门肿胀而痛，周围淡红者，多伤食；肛门不肿不红者，多属虚泻。

以上所述均为局部症状，还须结合整体情况进行辨证。凡起病急病程短，兼有身热、口渴、心烦者，多偏实、偏热；凡起病较缓病程较长，反复不愈，兼有神疲，面黄肌瘦者，多属虚、寒；若局部与整体症状不尽相符合者，多为虚实夹杂。

　　小儿脏腑柔弱，阳既未盛，阴又未充，泄泻不仅可以损伤气津，导致脾虚胃弱，严重者也会出现伤阴、伤阳，甚至可转成慢疳，从而影响其预后。小儿泄泻常见的不良征兆有以下几种情况。

　　腹胀：几乎为所有的泄泻患儿都伴有的症状，大多数经治疗后，随着泄泻的治愈而被解除，但亦有不易解除者，并成为小儿泄泻病程中的突出问题。其症虽属腹胀，但叩之中空如鼓，泻后胀满不减，与伤食泄泻的腹胀拒按截然不同，是由脾阳不振，气机不运造成的，若不及时纠正，常可导致不良后果。

　　伤阴伤阳：由于大量水液外泄，极易造成阴津涸竭，出现皮肤干枯，口渴心烦，唇红舌绛，小便短少或无。亟宜酸甘敛阴，救其阴液。若泄泻急暴，或日久气随液脱，或寒湿困脾，皆能重伤其阳，出现精神萎靡，四肢不温，面色青灰，呼吸浅促，脉微欲绝之危候。亟宜回阳救逆，以挽救生命。小儿泄泻，常表现为病情急骤，虚实互变，阴阳两伤，临床应予兼顾。

　　久泻可成慢疳，若重伤脾胃之阳，可以导致土虚木亢，肝旺生风，从儿形成慢惊风，往往危及生命；若重伤脾胃之阴，又可造成输化无源，影响生长发育形成"五迟""五软"等虚羸证候。

　　例1：王某，男，2岁5个月。北京市东城区人。初诊时间：1995年8月7日。

　　患儿近2日来腹泻，泻势急迫，日行七八次，为稀水样便，色黄而臭，无脓血，纳食差，腹胀腹痛，小便短少。查体：面色黄，前囟及眼窝轻度凹陷，唇红而干，心肺（-），腹部平软，无包块，无明显压痛，肝脾肋下未及，皮肤弹性可，肛门红赤，舌质红，苔白腻，指纹紫滞至风关。中医诊断：泄泻。证属湿热下注，治疗宜以辛开苦降，清利湿热为法，方选大苦辛汤合香连化滞丸加减。处方如下：

黄芩 10 克，厚朴 3 克，木香 3 克，黄连 1.5 克，陈皮 5 克，茯苓 10 克，泽泻 10 克，生姜皮 1 克，白术 10 克，白芍 10 克，神曲 10 克，鸡内金 10 克。

5 剂，水煎服，每日 1 剂。

二诊：1995 年 8 月 12 日。服上方 5 剂后，腹泻明显减轻，大便溏，日行二三次，腹胀症状已除，唯纳食仍较差，舌质红，苔白略腻。乃湿热余邪未净，脾运未健，上方去厚朴，加焦三仙各 10 克，5 剂，服药后诸症悉除，病告痊愈。

按：湿热之邪蕴结于肠胃，湿热下迫肠腑，清浊不分，则腹泻，泻势急迫，色黄而臭；湿热阻遏气机，碍脾滞胃，故纳呆腹胀；水随粪便走泻于肠，故而小便短少。肛门红肿，舌质红，苔白腻，指纹紫滞至风关，均为湿热之象。治疗宜以辛开苦降，清利湿热为法。方中黄芩、黄连、泽泻清热利湿；厚朴、木香行气消胀；陈皮、茯苓、白术健脾助运；白芍缓急止痛；神曲、鸡内金消食导滞；生姜皮利湿健胃，且有反佐之意。诸药合用，收效显著。

例 2：李某，女，5 岁。初诊日期：1996 年 7 月 18 日。

患儿主因腹泻半月余，曾服用"妈咪爱""思密达"等药治疗，效果不显，后又服用数剂清利湿热之芩连之剂，大便次数非但没有减少，反而明显增加，日行五六次，故来请刘老诊治。刻下症见：大便为稀水样便，无臭秽，不思饮食。查体：面色萎黄，肛门无红肿，舌质淡红，苔白，脉沉细。中医诊断：泄泻。证属脾胃虚弱，治疗宜以健脾止泻，方选七味白术散加减。处方如下：

太子参 10 克，白术 10 克，白芍 10 克，炙甘草 3 克，木香 3 克，藿香 10 克，葛根 10 克，茯苓 10 克，焦三仙各 10 克。

7 剂，水煎服。每日 1 剂。

二诊：服药后，大便次数明显减少，日行三四次，纳食略增，舌质淡红，苔白，脉细。效不更方，上方加鸡内金 10 克，7 剂，药后诸症痊愈。

按：此例患儿先天禀赋不足，脾胃虚弱，故泄泻日久不愈，复因服用芩连苦寒清热之剂，更伤脾胃阳气，脾虚失健，不能运化水湿，故而出现泄泻，大便无臭秽，面色萎黄，肛门无红肿，舌质淡红，苔白，脉沉细等，一派脾胃虚弱之象。治疗采用钱乙七味白术散加减。方中四君健脾助运；木香、藿香、葛根三味药，芳香醒脾，升发脾胃清阳之气，配伍精当，临证辨证准确，每每收功。

厌　食

厌食是小儿常见的消化系病症，各个时期的小儿均可发病，尤以 1~6 岁的小儿发病率较高，一年四季都可发病，在家庭条件优越的独生子女中，发病率较高。临床以食欲下降，食量减少为特征。相当于现代医学的"神经性厌食症"。

中医学有关厌食论述早有记载。《灵枢·脉度》篇云："肺气通于鼻，肺和则鼻能知香臭矣。心气通于舌，心和则能知五味矣……脾气通于口，脾和则口能知五谷矣"。《素问·宝命全形论》云："土得木而达"。《血证论》云："木之性主于疏泄，食气入胃，全赖肝木之气以疏泄之，而水谷乃化"。钱乙《小儿药证直诀·虚羸》云："脾胃不和，不能乳食"。由此不难看出，鼻辨香臭，舌知五味，口知五谷，是保持小儿食欲的最基本的条件之一，而脾胃正常功能与肝主疏泄的功能密切相关。所以，刘老认为，小儿厌食与心、肝、脾、胃、肺等脏腑关系密切，临证之时当明审其因，分施以不同的治疗方法。兹例举典型病例分述如下：

1. 消食导滞法

张某，男，5岁，北京市东城区人。初诊时间：1990年5月6日。

患儿平素挑食，喜食肉食及油炸食品，3天前中午，由于妈妈带他去吃麦当劳，暴饮暴食后，当日晚曾呕吐一次，从此不思饮食，嗳腐吞酸，肚腹胀满，大便臭秽，遂来就诊。查体：舌质偏红，苔厚腻，脉滑数。证属乳食积滞，治疗宜以消食导滞为法。方选保和丸加减，处方如下：

神曲19克，麦芽10克，山楂10克，法半夏5克，陈皮5克，茯苓10克，莱菔子10克，连翘10克，鸡内金10克，香稻芽10克。

5剂，水煎服，每日1剂。

二诊：药后饮食大增，二便调，舌质淡红，苔白略腻，脉细略滑，乃乳食积滞尚未完全消导，遂予保和丸嘱其可经常服之，1个月后，家人欣喜告之：孩子再也不挑食了，饮食如常。

按：小儿脏腑娇嫩，形气未充，生长发育较快，所需营养相对较多，但是，由于小儿脾常不足，消化水谷的功能相对较弱，且因神识未发，乳食不能自节，若喂养失当，乳食无度，或过食生冷，皆可损伤脾胃。此例患儿由于暴饮暴食不易消化的食物，乳食积滞，胃失和降，则呕吐酸腐，肚腹胀满，大便臭秽，舌质红苔白厚腻，脉滑数。治疗宜以消食导滞，用保和丸加鸡内金、香稻芽使食滞化，脾胃健运，食欲自然恢复正常，由于辨证准确，所以方能收效显著。

2. 扶土抑木法

李某，女，4岁，北京市人。初诊日期：1989年11月6日。

患儿近3个月来厌食拒食，若强与之则呕吐。平素性情执拗，急躁易怒，夜眠不安，嗜饮酸奶、可乐等，时腹痛阵作，痛则大便溏泄。曾在某医院做木糖试验及尿淀粉酶、发锌、小肠吸收功能测定等，均低于正常儿童。诊断为小儿厌食症。经多方治疗，效果不佳。患儿面色萎黄，舌质淡红，苔薄白，脉弦细。证属脾虚肝亢，治疗宜以扶土抑木，平肝调胃法。处方如下：

代赭石10克（先煎），白芍10克，焦山楂10克，炒白术10克，枳壳6克，防风5克，白芷5克，青陈皮各3克。

5剂，水煎服，每日1剂。

服上药后，食欲增加，未再呕吐，夜眠安和，但仍有烦躁，继进上方去白芍，加钩藤10克，香稻芽10克，调理2周而告痊愈。

按：小儿厌食症，多由脾胃失调所致，通常采用运脾、健脾、养胃、消积等法治疗。此例小儿性情执拗，家长溺爱，稍不遂心则哭闹不已，显然与肝气亢逆有关。小儿肝常有余，脾常不足，患儿所欲不遂，肝失疏泄与条达，则横逆乘脾犯胃，使脾之运化功能失健，使胃之受纳功能失常，纳运失司，则食欲下降，食量减少，而致厌食。治疗过程抓住了扶土抑木，平肝调胃这一关键，故而收效显著。虽然儿科病因中六淫与饮食不当者居多，而情志内伤者少，但在厌食症的治疗中却不容忽视，尤其对那些家庭条件好的独生子女，则更应引起注意，临证之时，用扶土抑木，平肝调胃法，往往收效显著。此法为治疗厌食症开辟了一条新的途径。

3. 调肺健脾法

王某，男，3岁，北京市人。初诊日期：1996年12月15日。

患儿2个月前感冒，以后经常鼻塞，时流浊涕，咽部不适，每于晨起时轻咳，有痰，不思饮食，大便干，经用消食导滞等中药治疗，均未奏效，今来院就诊。查体：面色偏黄，咽红，双扁桃体不大，心肺（－），舌质红苔白，脉细滑。证属肺气失和，脾失健运，乃肺脾同病。治疗宜以调肺健脾为法，处方如下：

辛夷10克，苍耳子10克，玄参10克，板蓝根15克，山豆根5克，枳壳10克，郁金10克，青陈皮各5克，半夏5克，焦三仙各10克，鸡内金10克，香稻芽10克，制军10克。

7剂，水煎服，每日1剂。

二诊：服药后鼻塞流涕、咳嗽症状已除，纳食较前明显增加，大便正常，舌质淡红，苔薄白，脉细。乃肺气已宣，唯脾运尚未健，治疗宜以健脾助运为法，处方如下：

太子参10克，茯苓10克，白术10克，白芍10克，枳壳10克，桔梗10克，木香3克，砂仁1克，青陈皮各5克，半夏 5 克，焦三仙各 10 克，香稻芽 10 克。

7 剂，水煎服，每日 1 剂。

服药后纳食已基本正常，面色已转红润，二便正常，嘱其注意饮食调理，随访饮食一直正常。

按：小儿脾常不足，此例患儿素体脾胃较弱；小儿肺常不足，复因脾虚不运，气血生化无源，正气不足，更易为外邪所伤，常致肺脾合病，出现反复感冒或咽炎等。故易反复感受外邪，肺气失和，从而影响食欲。正如《灵枢·脉度》篇云："肺气通于鼻，肺和则鼻能知香臭矣。心气通于舌，心和则能知五味矣……脾气通于口，脾和则口能知五谷矣"。肺脾合病互相影响，故治疗宜调肺健脾。临证时刘老习用辛夷、苍耳子宣肺通窍畅气机，玄参、板蓝根、山豆根清热解毒利咽喉，祛邪护肺安内宅，免伤它脏。枳壳、郁金开提肺气以助脾运；青陈皮、半夏运脾增食；焦三仙、鸡内金、香稻芽消食健胃；制军通腑清郁热，使肺气得畅。不难看出，调肺有利于健脾，健脾有利于护肺。二诊之时，肺气已宣，故以健脾助运之香砂六君子加减而收功。故调肺健脾，效显法妙。

4. 健脾助运法

梁某，女，9 岁，北京市人。初诊日期：1994 年 8 月 24 日。

患儿主因 1 个月前患"肠炎"治愈后食欲下降，纳食量较前明显减少，自服"化积口服液"治疗 2 周效果不明显，遂来院就诊。刻下症见：不思饮食，饮食稍有不慎则大便溏泻，面色萎黄，舌质淡，苔白，脉细弱无力。证属脾胃虚弱，治疗宜以健脾助运，方选七味白术散加减。处方如下：

太子参 10 克，白术 10 克，白芍 10 克，茯苓 10 克，炙甘草 3 克，木香 3 克，藿香 10 克，葛根 10 克，焦三仙各 10 克，鸡内金 10 克，香稻芽 10 克。

7 剂，水煎服，每日 1 剂。

二诊：服药后食欲见增，大便基本成形，舌脉同前。效不更方，上方 7 剂继服。

三诊：服药后饮食基本正常，面色已转红润，二便调，予健脾之启脾丸以善其后，以巩固疗效。

按：此例患儿因泄泻日久伤脾。脾胃虚弱则运化失司，故不思饮食，饮食稍有不慎则大便溏泻；面色萎黄，舌质淡，苔白，脉细弱无力均为脾胃虚弱之象。故以参、苓、术、草以健脾；木香、藿香、葛根行气醒脾；焦三仙、鸡内金、香稻芽消食健胃，以增进食欲。后以健脾之启脾丸缓以巩固疗效，故收效显著。

5. 养阴益胃法

张某，男，6 岁，北京市西城区人。初诊日期：1992 年 10 月 14 日。

患儿主因不思乳食 6 个月，经多方治疗，效果不显，今来院就诊。刻下症见：食欲下降，挑食，时胃脘隐痛，不愿意食蔬菜、水果，喜食膨化小食品，面色萎黄，欠光泽，大便干燥，舌质红少苔有剥脱，脉细数。证属胃阴不足，治疗宜以滋阴养胃为法，方选益胃汤加减，处方如下：

生地 10 克，麦冬 10 克，石斛 10 克，沙参 10 克，玉竹 10 克，扁豆 10 克，炒白术 10 克，白芍 10 克，生谷麦芽各 10 克，生山楂 10 克。

7 剂，水煎服，每日 1 剂。

二诊：服上药后，胃口见开，纳食略增，大便基本正常，仍胃脘时时隐痛，面色及舌脉基本同前，效不更方，上方加元胡 5 克，川楝子 10 克。7 剂。

三诊：药后纳食明显改善，胃脘疼痛已除，面色已渐转红润，二便调，舌质红，苔薄白，脉细。上方去元胡、川楝子，加茯苓 10 克。7 剂。药后病告痊愈。

按：此例患儿因嗜食香燥食品，日久伤及胃阴，致使胃阴不足，则胃失受纳，故不思饮食，胃脘隐痛；气血乏源，则不华于面，故面色萎黄，欠光泽；胃阴不足，肠腑失润，故大便干燥；舌质红少苔有剥脱，脉细数均为胃阴不足之象。治疗宜以滋阴养胃为法。但要注意避免过于滋腻，以免碍脾滞胃，宜采用清补。正如《类证治裁·脾胃论治》所云："治胃阴虚不饥不纳，用清补，如麦冬、沙参、玉竹、杏仁、白芍、石斛、茯神、粳米、麻仁、扁豆子"。此时尽量不用消食导滞之品，香燥之品慎用，宜选用生谷麦芽、生山楂之类，另外，尚应注意守方缓以图功，临证之时，不可不晓。

再发性呕吐

唐某，男，4 岁，北京市朝阳区人。初诊日期：1990 年 7 月 24 日。

患儿平素经常暴饮暴食，近两年来呕吐反复发作，饮食稍有不慎呕吐即作，吐出的为胃内容物，呈非喷射状，曾就诊于多家医院，均诊为"再发性呕吐"，予"吗丁啉"等药治疗，效果不明显。因慕刘老名前来求治。查体：面色萎黄，心肺（-），腹平软，无压痛，无包块，肝脾肋下未及。舌质红苔黄腻，脉滑数。中医诊断：呕吐。证属湿热内蕴中焦，胃失和降而发呕吐。治疗宜以辛开苦降，清热利湿，和胃止呕，方选小苦辛汤加减。处方如下：

黄连 1.5 克，黄芩 10 克，半夏 5 克，干姜 1 克，藿香 10 克，竹茹 10 克，枇杷叶 10 克，苏梗 10 克，荷梗 10 克，佩兰 10 克，灶心土 30 克（先煎代水）。

5 剂，水煎服，每日 1 剂。

二诊：1990 年 7 月 28 日。服上药后呕吐症状基本控制，面色仍较黄，纳食不香，便溏，舌质红，苔略黄腻，脉滑略数。效不更方，上方去灶心土，加焦三仙各 10 克。5 剂，以巩固疗效。

三诊：1990 年 8 月 2 日。服上药后，呕吐未再发作，纳食大增，二便调，面色已转红润，舌质淡红，苔薄白，脉细。嘱其注意不要暴饮暴食，常服保和丸以消食导滞，随访半年未复发。

按：此例呕吐患儿，系平素暴饮暴食，损伤脾胃，再次饮食过度，造成积滞，郁而化热；正值夏季，易感暑湿，湿热中阻，胃失和降，故饮食稍有不慎，则呕吐即作；舌质红，苔黄腻，脉滑数均为湿热中阻之象。治疗以黄连、黄芩、干姜、半夏辛开苦降，清热利湿；竹茹、枇杷叶降逆止呕；藿香、佩兰、苏梗、荷梗芳香化湿；灶心土煎汤代水，温胃止呕，且取其反佐之意，确为经验之谈，验之临床，屡试屡验。

十二指肠淤积症

姜某，女，12岁，河北省石家庄人。初诊日期：1992年11月12日。

患儿患有先天性十二指肠肠闭锁，生后7天曾在石家庄某医院行"十二指肠空肠吻合术"，但术后遗留"十二指肠不完全性梗阻"。此后，患儿每每进食后常发呕吐，因此，患儿营养状况越来越差。1989年曾在北京某医院连续进行了2次手术治疗，症状虽有所缓解，但因十二指肠极度扩张，吻合口近端小肠有痉挛性肠段，故症状并未完全缓解。一个月前由于仍经常呕吐，因此，再次来北京某医院复诊，医生建议其再次手术治疗。但因患儿身体营养状况较差，家长拒绝手术治疗，故慕名来院就诊。刻下症见：纳食少，稍进饮食则胃脘胀满，呃逆频发，呕吐阵作，倦怠乏力。查体：形体消瘦，面色萎黄，咽（－），心肺（－），轻度舟状腹，右上腹可见长18~20cm手术瘢痕，腹软，无压痛，未扪及包块，肝脾肋下未及。舌质红，苔黄腻，脉濡弱。中医诊断：呕吐。证属湿热内蕴，格拒于中焦，致胃失和降，则频发呕吐，日久脾胃虚弱，气血生化乏源，则身体消瘦，为虚实夹杂之证。治疗遵"急则治其标，缓则治其本"的原则，当先辛开苦降，降逆止呕，和胃助运。方选小苦辛汤加减，处方如下：

黄连2克，黄芩10克，干姜1克，姜半夏5克，枳壳10克，郁金10克，藿、佩梗各10克，苏梗10克，木香3克，灶心土30克（煎汤代水）。

7 剂，水煎服，每日 1 剂。

二诊：1992 年 11 月 20 日。患儿服上药后，呕吐基本止，呃逆消失，腹胀减轻，唯饮食稍多或进食不易消化的食物时呕吐偶作，饮食无味，纳食欠佳，大便偏干，舌脉基本同前，治疗以和胃消食，清化湿热，处方如下：

黄连 2 克，黄芩 10 克，干姜 1 克，姜半夏 5 克，藿、佩梗各 10 克，枳壳 10 克，白术 10 克，焦三仙各 10 克，炒谷麦芽各 10 克，莱菔子 10 克。

7 剂，水煎服，每日 1 剂。

三诊：1992 年 11 月 28 日。服上药后，未再呕吐，腹胀明显减轻，纳食明显增加，大便已调，面色欠红润，舌质淡红，苔白，略厚，脉细。湿热已除，脾胃虚弱未复。治疗宜以健脾养胃为法，缓以图功。方选钱乙七味白术散化裁，调理 2 个月余，患儿基本康复。

按：本例患儿先天禀赋不足，复因后天调治失宜，且小儿脾常不足，易为饮食所伤，脾失健运，水湿、食滞内生，郁滞不化，日久化热，湿热中阻，胃失和降，则恶心呕吐，纳食少，稍进饮食则胃脘胀满，呃逆频发，呕吐阵作；日久脾胃虚弱则倦怠乏力，形体消瘦，面色萎黄，为虚实夹杂之证。治疗遵"急则治其标，缓则治其本"的原则，当先辛开苦降，降逆止呕，和胃助运。方选小苦辛汤加减，先除中焦湿热，降逆止呕。方中以黄连、黄芩、干姜、半夏辛开苦降，清热利湿；藿香、佩兰、苏梗芳香化湿；灶心土煎汤代水，以温胃止呕，与黄连相配，取其反佐之意。湿热除，呕吐止，后以健脾消食，缓以图功。

急性肾小球肾炎

急性肾小球肾炎（Acute Glomerulonephritis，简称急性肾炎），为急性起病，以两侧肾脏弥漫性肾小球非化脓性炎症为主要病理特征的疾病，常常为感染后免疫反应所引起。临床以浮肿、少尿或无尿、血尿、蛋白尿、高血压为主要表现。本病预后较好，但若处理不当，可在急性期死于高血压脑病、肺水肿或急性肾功能不全。多种感染可引起本病，如链球菌、葡萄球菌、肺炎双球菌等细菌感染，腮腺炎病毒、乙肝病毒等病毒感染等。其中以 β 溶血性链球菌感染后引起者在小儿时期最为常见。中医将本病归于"水肿病""水气"等范畴。临床应用常规辨证施治方法治疗，有些病例效如桴鼓。

然而，刘老在临床上观察到，也有相当一部分病例，应用常规辨治方法治疗，迁延不愈。因此，他在传统辨证施治的基础上，进行了新的探索。经过了大量的临床研究总结后认为，小儿急性肾炎除水肿外，尚有高血压、蛋白尿、血尿等临床表现；部分病例出现高热、头痛、恶心等等；部分病例水肿不明显；或虽水肿消失而肾炎并未痊愈，仍有镜下血尿。故小儿急性肾炎，与中医所说的"水肿病"，虽相近似，却也不尽相同。现代医学认为，本病病因与感染有关，其病理变化过程中，有免疫复合物沉积、血管通透性改变而造成血尿、蛋白尿等变化，故在治法上应配合清热解毒，活血化瘀。

为了提高对小儿急性肾炎的疗效，他曾对民间大量土、单、验方进行研究，最后筛选出：鱼腥草 15 克，倒扣草 30 克，半枝莲 15 克，益母草 15 克，车前草 15 克，白茅根 30 克，灯心草 1 克，为基本方，命名为"鱼腥草汤"。每日 1 剂，水煎分服。同时，根据临床不同的证情，分别配以传统的"发汗、利尿、逐水、燥湿、理气、清解、健脾、温化"八法，灵活配伍，辨证论治。方中鱼腥草、半枝莲性味辛寒，功能清热解毒，活血渗湿；倒扣草、灯草清心解热，利水消肿；益母草可活血通络，祛瘀生新；车前草甘寒滑利，可清热渗湿，利水消肿；白茅根清热凉血止血。诸药配伍，有很强的清热利水，活血解毒的作用。约 90% 的急性肾炎患儿，服用 7 天左右，浮肿明显消失，血压下降；两周左右肉眼血尿消失。临床上如血尿严重，可加女贞子 10 克，旱莲草 15 克，则止血效果更佳。

根据临床体会，鱼腥草汤不仅对小儿急性肾炎疗效卓著，而且对泌尿系感染及肾病综合征治疗，亦常收到较好地疗效。兹举典型病例如下。

陈某，女，13 岁。初诊时间：1990 年 5 月 12 日。

患儿近 1 个月出现血尿，眼睑浮肿，咽痛。查体：BP 120/90mmHg，双眼睑浮肿，咽部充血，扁桃体Ⅲ°肿大，心肺（－），肾区有叩痛，舌质红，苔白水滑。实验室检查：血象：白细胞 21.0×10^9/L，中性白细胞 0.84，淋巴细 0.16。血沉 70mm/h，尿常规：蛋白（＋＋），红细胞 10~15/HP，颗粒管形 4~5/HP。西医诊断：急性肾小球肾炎。中医诊断：水肿（风水），证属邪毒下传，热灼膀胱，肾失气化。治疗宜以清咽宣肺，利湿消肿。方选自拟鱼腥草汤加减，处方如下：

玄参 10 克，板蓝根 15 克，山豆根 5 克，鱼腥草 15 克，倒扣草 30 克，益母草 15 克，白茅根 15 克，车前草 15 克，半枝莲 15 克，灯心草 1 克。

14 剂，水煎服，每日 1 剂。

服药后诸症明显减轻，效不更方，继以上方化裁。治疗 3 个月痊愈，随访 1 年无复发。

按：足少阴之脉，贯脊属肾，络膀胱，其支者，从肾上贯肝膈，入肺中，循喉咙。盘踞于咽喉之间的邪毒，循经逆传而下，热灼膀胱，则出现血尿；内侵于肾，肾失气化，致使水液输布失常，故出现水肿。用玄参、板蓝根、山豆根清咽利喉，使肺的宣化功能恢复，有利于邪毒外解；鱼腥草、倒叩草、车前草淡渗利湿消肿；益母草、白茅根、半枝莲、白茅根、灯心草清热凉血解毒，则血尿自止。此方是刘老积多年临床经验，总结发掘民间验方的基础上拟定的，名为鱼腥草汤，疗效甚佳。对于湿毒、风邪阻遏导致的水肿、血尿效果显著。根据临床观察，一般 1 周左右水肿消失，2 周左右肉眼血尿消失，镜下血尿经过 3 个月左右的治疗，均可消失而痊愈。

肾病综合征

肾病综合征（Nephrotic Syndrome）是以大量蛋白尿（24 小时尿蛋白 > 0.1g/kg）、低蛋白血症（血清白蛋白儿童 < 30g/L，婴儿 < 25g/L）、高胆固醇血症（血清胆固醇 > 5.7mmol/L，婴儿 > 5.1mmol/L）以及明显的浮肿为共同特征的临床综合征。按病因可分为原发性肾病综合征和继发性肾病综合征。刘弼臣教授对小儿肾病综合征的认识和中医辨证施治有独到之处，兹总结如下。

刘老认为，小儿先天禀赋不足，脾肾素虚，或后天调养失宜，疾病损伤，致使肺、脾、肾三脏虚损是本病发病的主要内在因素。正如《诸病源候论·水肿诸候》所说："水病者，由肾脾俱虚故也"。张景岳所云："水为至阴，故其本在肾；水化于气，故其标在肺；水唯畏土，故其制在脾"。而外感风邪，劳倦太过，情志郁结为本病的诱发因素，《素问·水热穴论》认为："勇而劳甚则肾汗出，肾汗出逢于风，内不得入于脏腑，外不得越于皮肤，客于玄府，行于皮里，传为胕肿。"指出该病致病机理。《直指方》云："七情郁结，气道壅塞，上不得降，下不得升，身体肿大。"

1. 小儿肾病综合征慎用温补法

小儿肾病综合征多为"阳水"，属于"阴水"者甚少，这是不同于成人之处，治疗以清为主，慎用温补法。北京中医药大学第一临床医学院李素卿教授，总结刘弼臣教授治疗肾病综合征 57 例住院患儿，其中属于阳水者 43 例，占 75.8%，主要表现为风水泛滥，水湿浸渍，湿热壅盛。属于阴水者 14 例，占 24.2%，主要表现为脾阳不运和肾阳衰微。

2. 灵活运用"一方九法"

刘老经过多年大量的临床研究，总结出了"一方九法"治疗小儿肾病综合征，疗效显著。一方是指鱼腥草汤：鱼腥草 15 克，益母草 15 克，车前草 15 克，倒叩草 30 克，白茅根 30 克，半枝莲 15 克，灯心草 1 克。具有清热利尿，活血解毒的作用。九法是指：根据肾病综合征不同阶段的不同表现，以及每个患儿的特殊变化，在鱼腥草汤的基础上，灵活运用利尿、发汗、健脾、温化、燥湿、逐水、理气、清解、活血九法。

（1）以浮肿为主的治疗

①阳水

风水泛滥

临床常见症：浮肿从眼睑开始，继则四肢及全身皆肿，来势迅猛，肢节酸痛，小便短少，恶寒怕风，或咳嗽喘，或咽喉肿痛，舌质淡红苔白，或舌质红苔薄黄，脉浮紧或浮数。治疗宜以宣肺利水法。风重于水者，方选鱼腥草汤合麻黄连翘赤小豆汤加减；水重于风者，鱼腥草汤合麻黄五皮饮加减；风水并重者，鱼腥草汤合越婢加术汤加减。

水湿浸渍

临床常见症：起病比较缓慢，病程较长，全身浮肿，按之没指，小便短少，体倦乏力，胸闷纳呆，舌质淡红苔白腻，脉沉缓。治疗宜以通阳利水为主。轻者，方选鱼腥草汤合五皮饮加减；重者，方选鱼腥草汤合五苓散加减。

湿热壅盛

临床常见症：遍身浮肿，皮色润泽光亮，胸腹胀满，烦热口渴，小便短赤，或大便干结，或于脓疮之后，面目突然出现浮肿，舌质红，苔黄腻，脉沉而数。治疗宜以清热利湿为法，方选鱼腥草汤合疏凿饮子或己椒苈黄丸加减。大便不通者，合舟车丸加减。有疖肿者，合五味消毒饮加减。

②阴水

脾阳不振

临床常见症：面色萎黄，神倦肢冷，少气懒言，身肿腰以下为甚，按之凹陷不易恢复，胸闷腹胀，纳减便溏，小便短少，舌质淡，苔白滑，脉沉缓。治疗宜以温阳利水为法，方选实脾饮加减。

肾阳虚衰

临床常见症：面目浮肿，腰以下为甚，按之凹陷不起，尿少，可伴有胸水、腹腔积液，或阴囊肿大，面色㿠白，神倦肢冷，四肢乏力，咳喘气短，不能平卧，舌质淡胖，或有齿痕，苔白，脉沉细无力。治疗宜以温补肾阳，化气行水，方选真武汤加减。

（2）以血尿为主的治疗

对于临床表现为血尿为主者，刘老认为，肾病综合征之血尿，是因为湿热蕴结膀胱，热伤血络所致，故治疗宜以清热解毒，凉血止血为法。临床上常常根据血尿的情况不同，选用的方药略有差异。表现为肉眼血尿者，方选鱼腥草汤合小蓟饮子加减；表现为镜下血尿者，方选鱼腥草汤合猪苓汤加女贞子、旱莲草、大小蓟、血余炭；血尿日久呈现虚象者，方选鱼腥草汤合牛膝四物汤加减。

例：宋某，女，9 岁，1996 年 3 月 1 初诊。

患儿于半年前感冒后出现血尿，经肾穿刺后诊断为 IgA 肾病，每遇感冒或劳累则血尿发作。慕名前来求治。刻下症：咳嗽，低热，鼻塞流涕，无喘憋，易汗出，纳可，小便色赤如浓茶，大便尚调。查体：T37.2℃，P94 次 / 分，R22 次 / 分，BP 14/10kPa，无浮肿，咽部充血，扁桃体Ⅱ度肿大，舌红苔薄白，脉滑数。血常规：血色素 135g/L，白细胞 6.8×10^9/L，中性 0.62，淋巴 0.38。血 IgA3.8g/L。尿常规：蛋白 1.5g/L，镜下红细胞满视野；尿爱迪氏计数：红细胞 123.1 万 /12h，白细胞 355 万 /12h。中医诊断：尿血（湿热迫血妄行夹外感风热邪毒）。治疗宜以清热利湿，凉血止血为主，佐以宣肺通窍，解毒利咽。方选鱼腥草汤加减，处方如下：

辛夷 10 克，苍耳子 10 克，玄参 10 克，板蓝根 10 克，山豆根 5 克，鱼腥草 15 克，益母草 15 克，车前草 15 克，倒扣草 30 克，白茅根 30 克，半枝莲 15 克，灯心草 1 克，三七粉 3 克（分冲）。

15 剂，水煎服，每日 1 剂。

二诊：药后表证已解，肺窍已通，小便色黄略赤，舌质红，苔黄略腻，脉滑数。治疗宜以清热利湿，凉血止血为法。方选鱼腥草汤加减，处方如下：

鱼腥草 15 克，益母草 15 克，车前草 15 克，倒扣草 30 克，白茅根 30 克，半枝莲 15 克，灯心草 1 克，三七粉 3 克（分冲），大小蓟各 10 克，玄参 10 克，板蓝根 10 克。

15 剂，水煎服，每日 1 剂。

服药 15 剂后，小便外观已近正常，上方继服 15 剂。唯近日感腰痛，乃因肺脾肾三脏关系密切，外感风热邪毒，初侵袭肺，日久必损脾肾，脾肾虚损又易招致外感，病情反复。治疗宜以健脾益肾为法，方选六味地黄汤化裁。15 剂后，腰痛明显减轻，复查尿常规已正常，后以知柏地黄丸善后，巩固疗效，随访半年未复发。

（3）以蛋白尿为主的治疗

临床表现以蛋白尿为主者，治疗早期宜以清利湿热为主，重点药是倒叩草；晚期表现为脾肾虚时，宜以温补脾肾法，重点药是黄芪。刘老经常告诫我们："小儿肾病综合征慎用补法。"验之临床，确是经验之谈。

（4）高血压为主的治疗

对于久病阴虚阳亢者，多为阳损及阴，肝肾阴虚，阴不敛阳，虚阳上扰。治疗宜以滋补肝肾，潜阳降逆。方选六味地黄丸加珍珠母、菊花、女贞子、旱莲草、生龙牡、茺蔚子。

（5）高血压脑病的治疗

即中医所说的风阳鸱张证，属危急之症，应积极采用中西医结合的方法处理，西医的处理方法在此不赘述，中药治疗宜以平肝息风为法，方选天麻钩藤饮加减。

（6）急性心功能不全的治疗

本证属危急之症，治疗应采用中西医结合的方法及时抢救。临床症见心悸喘咳，不能平卧，面白唇青，尿少者，合苏子降气汤加减；咳喘剧烈，唇甲青紫，冷汗淋漓，四肢冰冷，为心阳欲脱之危症者，治疗宜以回阳固脱，摄纳浮阳，方选参附汤送服黑锡丹。

（7）急性肾功能不全的治疗

尿毒症早期，治疗宜以和胃降逆，方选旋覆代赭汤加减。尿毒症晚期，阳虚浊气冲逆，治疗宜以温肾利水降浊为法，方选大黄附子细辛汤加减；阴虚风动者，治疗宜以育阴潜阳为法，方选三甲复脉汤加减。

总之，对于肾病综合征的治疗，刘老认为小儿肾病多为阳水，慎用温补，主张用清利。根据不同的情况，采用"一方九法"治疗，灵活运用，随症加减，收到了较好的疗效。

过敏性紫癜

过敏性紫癜（Anaphylactoid Purppura，又称 Schonlein-

Henoch Syndrome）是以小血管炎为主要病变的变态反应性疾病，临床表现为血小板不减少性紫癜，常伴有关节和胃肠道症状，肾脏常常受累及。好发于学龄前及学龄期儿童。本病属中医"紫癜""葡萄疫"等范畴，刘老弟子于作洋医师临证运用五法治疗，疗效显著，兹介绍如下。

1. 疏风清热法

本法适用于风热伤络型。乃血有伏热，复因外感风热，症见皮肤风团，瘙痒，伴有鼻塞流涕，或发热，舌质红苔薄黄，脉浮数。方选银翘散加减，药用金银花、连翘、荆芥、薄荷、牛蒡子、蝉衣、竹叶、芦根、白茅根等。因病邪在表，故宜以疏风清热为主，稍佐宁络止痒之品。临证时不宜过于寒凉，否则，一方面不利于外邪的表散，另一方面可引邪入里，从而影响疗效。

2. 清热凉血法

本法适用于血热妄行型。乃热毒较盛，热入营血，迫血妄行，症见皮肤紫癜色红，略高出皮肤，压之不褪色，或尿血，心烦，大便秘结，舌质红少苔，脉细数有力。方选犀角地黄汤加减，药用水牛角、生地、赤白芍、丹皮、紫草、白茅根、麦冬、玄参、连翘、竹叶、丹参等。因邪热在血分，宗"入血就恐耗血动血，直须凉血散血"之旨，以清热凉血为主，佐滋阴养血之品以散血中之瘀。临证时注意血热妄行所致之瘀，一方面是热伤阴血所致血黏滞之瘀，另一方面是离经之血所致之瘀。故不宜选用偏于辛燥的活血化瘀药，以免加重耗血动血。

3. 清利湿热法

本法适用于湿热迫血妄行型。乃湿热内蕴，迫血妄行，症见皮肤紫癜色红，压之不褪色，腹痛或关节肿痛，镜下血尿，脘闷纳呆，舌质红苔黄腻，脉滑数。方选三黄四物汤加减，药用黄芩、黄连、黄柏、生地、当归、赤白芍、川芎、白茅根、紫草、车前草、益母草等。本病因于湿热者最为常见，具有湿热致病的特点，即湿性黏腻，易阻遏气机，湿性易于趋下，故皮疹和关节肿痛多见于下肢，镜下血尿多见，且缠绵难愈。临证时以清利湿热为主，伍以四物汤，达到清除血分之湿热，收效显著。

4. 通窍利咽法

外感风热邪毒，上攻咽喉或致鼻窍不利，即上呼吸感染，往往是紫癜加重或反复的主要因素。临证时常常配合以上三法，药物常选刘弼臣教授所习用的辛夷、苍耳子、玄参、板蓝根、山豆根，具有"宣肺通窍畅气机，祛邪护肺安内宅"的作用，可有效的防治上呼吸道感染，是防止病情反复和提高疗效的关键。

5. 活血化瘀法

本法亦是一种非常重要的提高疗效的治法，可贯穿过敏性紫癜整个治疗过程中。因为紫癜的每一个不同时期，均可产生血瘀，只是导致血瘀的机制不同。临证是常选用丹参、川芎、益母草、赤芍等药物，亦可采用复方丹参注射液、川芎嗪静脉点滴。临证注意不宜过于温燥，以免耗血动血；对于顽固性紫癜，亦可适当选用破血祛瘀药，如用水蛭粉装胶囊服用，每收良效。

总之，治疗过敏性紫癜，当辨证准确，抓住邪毒、湿、热、瘀四个关键环节，灵活运用五法，或一法独施，或数法并用。

遗　尿

遗尿是指3岁以上的小儿经常睡眠中小便自遗，醒后方觉的一种病证，多见于3~12岁的小儿。《内经》将本病称之为"遗溺"，如《素问·宣明五气》篇中云："膀胱不利为癃，不约为遗溺"。《诸病源候论·小便病诸候》开始将睡中不觉尿出的病证另立为"尿床"，并指出其成因为阴盛阳虚，肾与膀胱俱冷，不能制水。历代方书收载小儿遗尿的治法很多，但从唐代以后，用药大多偏重于补肾固涩之法。

刘老认为，本病的病因病机不外乎先天禀赋不足，或后天调养失宜，或暴受惊恐，致肾气不足，下元虚寒，温化闭藏功能失职，而夜主阴，夜卧则阳气内收，下元虚甚，故而睡中小便自遗；或肺脾气虚，上虚不能制下，因"肺为水之上源"，"脾为制水之脏"，且肺脾气虚日久亦可导致肾气虚，故而引起遗尿；或湿热蕴于肝经，湿热下注，膀胱失约，亦可发为遗尿。临床上尤以肾气不足，下元虚寒最为常见，且较难治。兹举一典型病例如下。

王某，男，8岁，山东菏泽人。初诊日期：1995年10月6日。

患儿主因遗尿4年来院就诊。4年前曾因惊吓后出现遗尿，夜间经常尿床，伴多梦，易惊，曾多次到几家医院检查均未发现器质性病变，经多方治疗效果不明显，慕名来京求治。查体：面色青暗，舌质淡红，苔薄白，脉细而无力。证属肾虚不固。治疗宜以温补肾气，镇摄止遗，方选桑螵蛸散加减。处方如下：

补骨脂 10 克，桑螵蛸 10 克，天台乌 10 克，益智仁 10 克，菖蒲 10 克，熟地 10 克，山药 10 克，山茱萸 10 克，茯苓 10 克，泽泻 10 克，丹皮 10 克，生龙牡各 15 克（先下）。

15 剂，水煎服，每日 1 剂。

二诊：患儿面色略转红润，遗尿次数较前明显减少，唯纳食较前略差，仍多梦，易惊，舌脉同前，上方加炒枣仁 10 克，焦三仙各 10 克。15 剂，水煎服。

三诊：患儿面色已转红润，纳食可，夜间多梦、易惊等均明显好转，仅偶尔出现遗尿现象，遂以上方出入配成丸药二料，服用 2 个月以巩固疗效。半年后，家长来函告之患儿已痊愈，未再复发。

按：小儿遗尿多为功能性疾患，由于小儿肾常不足，或先天禀赋不足，复因惊恐，恐伤肾，肾气不足，则摄纳不固，则出现遗尿。治疗则宜温补肾气，镇摄止遗。方中用六味地黄以滋补肾阴，乃"阴中求阳"之意；桑螵蛸、补骨脂、天台乌药、益智仁补肾止遗；因"肺为水之上源"，故以菖蒲开提肺气，开窍醒神；生龙牡镇摄止遗。后期施以丸药，取"丸者缓也"，缓以图功。另外，刘老主张，治疗小儿遗尿，应十分重视消除小儿的心理负担，鼓励小儿白天尽量多憋尿，即当有尿意时，不要马上去小便，鼓励患儿再等几分钟解小便，以改善膀胱的神经功能，并让家长训练患儿养成良好的排尿习惯，从而有利于遗尿患儿的早日康复。

尿　频

胡某，男，3岁。初诊日期：1989年10月26日。

患儿素嗜肥甘，一月来忽小便频数，日十数行，且伴有纳呆，口渴欲饮，便秘，夜寐不安，盗汗等症，特来求诊。检查：舌质红，少苔，脉细数。证属胃阴不足，气化失常。治当清养胃阴，以复气化功能，方选益胃汤加减。处方如下：

沙参10克，麦冬10克，生地10克，怀山药15克，石斛10克，玉竹10克，五味子6克，川楝子6克，生山楂10克，生谷麦芽各10克。

3剂，水煎服，每日1剂。

一月后患儿又因感冒再次来诊，询其前方效果，家长喜曰：药后诸症消失，纳食大进。

按：《素问·水热穴论》云："肾者，胃之关也。"小便频数，与肾之气化功能密切相关。此例患儿素喜肥甘，必蕴生湿热，热扰肾关，则开阖失常。热郁日久，必伤阴津，且多尿、盗汗，复又重伤其阴，而胃为阳腑，喜润恶燥，阴津伤则胃之纳化失常，故见纳呆、夜卧不安诸症。治疗中抓住了清养胃阴这个关键，切中机要，故应手霍然。尤其川楝子一味，加入养阴药中，疏肝气而调胃肠，从而加速了升降功能的恢复。

脑积水

小儿脑积水的基本特征是过量的脑积液产生高压，如果在颅缝融合以前发病，则头颅增大比较显著。临床以颅缝异常扩大，头颅增大，落日状眼，眼球振颤，烦躁不安，或嗜睡，发育迟缓等为特征。中医属于"解颅"的范畴。早在隋唐时代对本症已有所认识。如《诸病源候论·小儿杂病诸候》中云："解颅者，其状小儿年大，囟应合而不合，头颅开解故也"。宋代钱乙《小儿药证直诀·解颅》中指出："年大而囟不合，肾气不成也。长必少笑，更有目白睛多，㿠白色瘦者，多愁少喜也"。说明本病的病因为"肾气不成"。

本病的预后较差，属难治病症。正如明·王肯堂《证治准绳·幼科》所言："解颅，此由肾气不成故也。凡得此者，不过千日，其间亦有数岁者，乃废人也。人之无脑髓，如木无根，古人虽有良方，吾所以不录者，劳而无功也。亦不可束手等毙，宜于钱氏补肾，万一有可生之理"。

刘弼臣教授知难而进，为了解除众多患者的疾苦，经过多年大量的临床研究，抓住本病主要是由水液积于头部的要害，他认为，水性重浊，多趋下，本应由高处向低处流动，只能下流，不能上流。而头在人体之中，其位最高，水邪不能独犯于上，必由风挟而方可达到。风为阳邪，善行而数变，可以到达人体的任何部位。头颅为至高之巅，唯风可到。因此，他认为本病为风邪挟水湿之邪上犯于头，使水积于上而发病，根据此理论，创立了"息风通络"之法，运用升降散加减治疗小儿脑积水，收到了较好的疗效。兹例举一验案如下。

唐某，男，10个月，辽宁省人。住院号：52038。初诊时间：1989年5月6日。

患儿头颅明显增大，颅缝日渐增大2个月余。曾先后就诊于辽河油田总医院和北京市儿童医院，均诊断为脑积水，建议其手术治疗，但家长不同意，闻刘老擅医本病，故慕名前来求治，收入院治疗。刻下症见：头颅增大，颅缝增宽，烦躁易哭，纳食尚可，二便调。查体：头皮光急，青筋显露，头围52cm，前囟3cm×3cm，矢状缝及冠状缝均已开裂，落日眼，舌质红，苔薄白，脉滑。证属风水上犯。治疗宜以息风通络，利水消肿为法，方选升降散加减。处方如下：

羚羊角粉0.3克（分冲），天麻10克，钩藤10克，僵蚕10克，升麻5克，牛膝10克，制军10克，车前子10克（包煎）。

二诊：1989年5月23日。服上方后，烦躁消失，头颅略缩小，颅缝变窄，纳食可，二便调，舌脉同前。效不更方，上方加猪苓10克，茯苓10克，以增利水消积之效。

三诊：1989年5月30日。服上方后，头颅见缩小，头围为50.5cm，前囟为2cm×2cm，矢状缝及冠状缝已闭合，落日现象亦有所改善，小便量较多，恐利尿太过伤阴，上方去猪苓、车前子，继续服药治疗。

四诊：1989年6月30日。患儿连续服上方治疗1个月，症状明显好转，头围缩至50cm，前囟缩至1.5cm×1.5cm，落日眼症状亦明显好转，无明显不适，好转出院。

脑性瘫痪

脑性瘫痪（Cerebral Palsy）是指发生在产前或围产期由多种原因引起的非进行性的、中枢性的运动功能障碍，为小儿常见致残疾病之一。严重病例常伴癫痫、智能迟缓或感觉、语言、性格、行为异常。本病属中医"五迟、五软"的范畴。刘弼臣教授经过多年的临床研究，采用健脑散治疗小儿脑性瘫痪，效果显著，兹介绍如下。

（1）健脑散药物组成

菖蒲、郁金、熟地、山药、山萸肉、茯苓、丹皮、泽泻、丹参、黄芪、牛膝、当归、赤芍、兔脑等药。

（2）药物的制备及服法

取新鲜兔脑用烘干箱烘干成黄色，研细粉；其他药物经干燥、粉碎、过筛成细粉，与兔脑粉混匀装瓶密封备用。每次3克，开水冲服，每日2次，周岁以内的小儿药量减半。一年为一个疗程。

例：王某，男，3岁，河北省石家庄人。初诊日期：1990年4月29日。

患儿主因智力低下，口不知言，行走呈剪刀步，反应迟钝，经多家医院诊为"脑性瘫痪"，曾多方治疗，效果不显，慕名前来求治。刻下症见：发育迟缓，面色㿠白，舌质淡红，苔薄白，脉沉细。证属肝肾不足，治疗宜以滋补肝肾，健脑益智。处方如下：

熟地10克，山药10克，山萸肉10克，茯苓10克，丹皮10克，泽泻10克，丹参10克，菖蒲10克，郁金10克，当归 10 克，白术、白芍各 10 克。

30 剂，水煎服，每日 1 剂。嘱其配合功能锻炼，加强语言训练，并让其准备兔脑 30 个，焙干备用。

二诊：患儿反应迟钝较前稍有好转，能发简单的单字音，配健脑散每次 3 克，开水冲服，每日 2 次，缓以图功。

按：小儿脑性瘫痪多系邪热久羁，损及肝肾所致。肝藏血，主筋，肝血不足，筋脉失养则肢体痿软，筋脉拘挛；肾藏精，主骨生髓，通于脑，肾精不足，脑髓空虚则骨骼软弱无力，智力低下，反应迟钝，口不能言。刘弼臣教授认为，治疗本病的根本在于补肾填精，健脑益智，养血柔肝以舒筋。据此原则，研制了健脑散。方中兔脑以野兔脑为佳，野兔有"狡兔"之谓，天性聪颖好动，兔脑乃血肉有情之品，可补肾填精，健脑益智，为主药；配以熟地、山药、山萸肉、茯苓、丹皮、泽泻滋补肝肾；菖蒲、郁金开窍醒脑，丹参、赤芍活血化瘀；当归、黄芪益气养血。诸药合用，共奏滋补肝肾，填精益髓，健脑增智之功。经过大量临床验证，具有疗效好，使用简便，经济实用的特点。需要特别指出的是，本病宜早发现，早治疗，在服药的同时，必须长期不懈地坚持语言和功能训练，是治疗小儿脑性瘫痪的关键。

进行性肌营养不良症

进行性肌营养不良症是一组遗传性疾病，一般均有家族史，表现为骨骼肌进行性无力和萎缩，最后完全丧失运动能力，儿童以假性肥大型为多见。根据其四肢无力，痿弱，似属中医的"痿证"的范畴。本病预后较差，患儿最终可因受累肌肉萎缩，不能行走，卧床不起，发生呼吸道感染或心力衰竭而死亡。

例：患儿周某，男，6岁，河南省洛阳人。初诊日期：1993年5月20日。

患儿生后走路较其他正常小儿晚，5岁时家长发现走路不稳，容易跌跤，逐渐加重，行走不稳，呈"鸭步"，左右摇摆。曾到北京协和医院检查，诊断为进行性肌营养不良，建议中药治疗，遂慕名来院就诊。刻下症见：行走不稳，容易跌跤，纳食差，大便溏薄。查体：面色萎黄，行走呈鸭步，"翼状肩"，腓肠肌假性肥大，Gowe征阳性。舌质淡，苔白，脉细无力。证属脾肾两虚，治疗宜以调补脾肾，强筋通络为法。处方如下：

党参10克，黄芪10克，熟地10克，山茱萸10克，山药10克，茯苓10克，白术10克，白芍10克，蕲蛇肉10克，蜈蚣1条，川断10克，杜仲10克，牛膝10克，制马钱子0.2克（分冲），焦三仙各10克。

30剂，水煎服，每日1剂。

二诊：面色已略见红润，纳食较前明显好转，大便基本成形，舌质淡红，苔薄白，脉细无力。效不更方，上方30剂继服。并嘱其加强功能锻炼，配合按摩治疗。

三诊：患儿肌肉较前有力，摔跤次数明显减少，面色转红润，纳食正常，二便调，予自制复力冲剂每次1袋，每日3次，长期服用，缓以图功。

按：刘老认为本病主因先天禀赋不足，后天调养失宜。治疗宜以调补脾肾，强筋通络为法。脾主肌肉，故以党参、黄芪、茯苓、白术健脾益气养后天之本，则肌丰而有力；肾为先天之本，故以熟地、山茱萸、山药、川断、杜仲、牛膝、白芍滋补肝肾，强腰壮骨；蕲蛇肉、蜈蚣、制马钱子活血通络，焦三仙消食健胃，以增进食欲。由于本病为慢性疾病，治疗宜注意守方，必要时可用散剂或冲剂，缓以图功，亦应当注意加强功能锻炼，配合按摩疗法，才能收到较好的疗效。

情感交叉摩擦症

情感交叉摩擦症，又称为习惯性擦腿动作，是一种小儿行为障碍性疾病，临床以发作性地摩擦会阴部的动作为特征。多见于婴幼儿，以女孩为多。开始时可能与局部刺激有关，如湿疹、包茎、蛲虫病等引起局部痒感，由于偶然机会两腿交叉摩擦产生快感而形成习惯。本病的病因多因外感湿热之邪，或湿热内蕴，下注前阴，致使瘙痒不适，从而形成不良习惯。治疗以清化湿热为大法，另外，要因势利导，逐渐使患儿逐渐淡化，从而改掉不良习惯，避免训斥孩子，以免造成心理负担，不利于小儿的康复。兹列举如下。

1. 本虚标实证

例：顾某，女，7岁。初诊日期：1993年6月30日。

主诉：双腿紧夹摩擦，肌肉僵硬，面红赤，身大汗出，尿意频作5年余。曾经多方求治，诊为情感交叉摩擦症，收效甚微，病势日趋加重，遂请刘老会诊。症见时有两腿摩擦，日发数次，每次持续时间30~60分钟，伴有尿意频作，点滴不爽，乱跑尖叫，急躁不安，遍体抓痕，血迹斑斑。舌苔黄厚腻，脉濡缓。血、尿常规检查各项指标均正常。证属肾虚于下，肝亢于上，湿阻中焦，气机不得宣散。治疗先化湿宣气，佐以益肾平肝，宗藿朴夏苓汤加减。处方如下：

藿香 10 克，炒川朴 5 克，半夏 5 克，茯苓 10 克，桑螵蛸 15 克，补骨脂 10 克，怀山药 15 克，黄芩 10 克，菖蒲 10 克，五味子 10 克，生龙牡各 15 克（先下）。

7 剂，每日 1 剂，水煎分 3 次服。

二诊：药后双腿摩擦等诸症大减，唯尿频仍作，拟温补下元，固涩缩尿法，方选缩泉丸加味。处方如下：

益智仁 10 克，天台乌药 10 克，桑螵蛸 15 克，补骨脂 10 克，黄芪 15 克，党参 10 克，怀山药 15 克，五味子 10 克，鸡内金 10 克，菖蒲 10 克，白果 10 克，生龙牡各 15 克（先下）。

7 剂，水煎服，每日 1 剂。

三诊：情感交叉摩擦已解，谨守病机，以期巩固疗效，处方如下：

熟地 10 克，山萸肉 10 克，茯苓 10 克，怀山药 15 克，丹皮 10 克，泽泻 10 克，半夏 5 克，伸筋草 15 克，钩藤 10 克，全蝎 3 克，鸡内金 10 克。

以上方加减化裁，服用 20 剂后，尿频未作，临床诸症消失，随访半年未见复发。

按：情感交叉摩擦症，是一种比较复杂的神经性综合症状群。根据中医理论，摩擦为肝经风动所致。本例患儿前医多从肝肾不足论治，而投以六味地黄汤加减，或用牡蛎散、玉屏风散加减，以固表止汗，或以桑螵蛸散加菟丝子、金樱子、覆盆子之属固涩收尿，由于未能切合病机，效总罔然。

刘老认为，本案肾虚肝亢为本，湿阻气机为标。时值暑月，湿热昭然，故先以藿朴夏苓汤化湿宣气治其标，而后活用六味地黄汤化裁治其本，继用缩泉丸加参、芪，取金水相生，益气补肾；钩藤配全蝎、生龙牡平肝潜阳，息风止痉；更入菖蒲赖以祛痰秽之浊，借以宣心思之结而通神明。

2. 肝胆湿热下注证

例：李某，女，4岁，北京市怀柔县人。初诊日期：1986年12月12日。

患儿自10个月时起，每于睡前及睡醒之时出现面红，眼神凝视，两腿交叉摩擦，家长呼之、推之皆不能自止。数分钟后随汗出而停。曾去市儿童医院就诊，诊为情感交叉摩擦症，予"安坦"等药治疗后有所减轻。近2个月发作明显加重，遂来院就诊。查体：发育良好，咽（−），心肺（−），舌质红苔黄腻，脉弦数。证属湿热下注，治疗宜以清利肝胆湿热为法，方选龙胆泻肝汤加减。处方如下：

龙胆草10克，黄芩10克，柴胡10克，泽泻10克，栀子3克，木通3克，黄柏10克，钩藤10克，天麻3克，神曲10克，炒莱菔子10克。

二诊：1986年12月15日。药后发作明显减轻，纳食转佳，舌质红，苔薄白，脉弦略数，乃湿热渐化，再拟前法出入，处方如下：

龙胆草10克，黄芩10克，柴胡10克，泽泻10克，栀子3克，木通3克，车前子10克（包煎），蝉衣3克，白芷10克，当归10克，生地10克，钩藤10克。

三诊：1986年12月23日。服上药后诸症悉除，再予上方7剂，巩固疗效，随访未再复发。

按：本例情感交叉摩擦症属肝胆湿热下注前阴所致，属湿热证。刘老认为，此证治疗当清利肝胆湿热，方药选用龙胆泻肝汤加减。除注重药物治疗外，还应当告诫家长要适当地教育诱导，转移孩子的注意力，避免打骂训斥孩子。同时，还应注意患儿阴部的卫生，这是本病治疗取得较好疗效的关键。

肝糖元累积病

马某，男，6岁，河北省固安县人。住院号：50909。1989年1月10日入院。

患儿自1岁起，反复出现频发性呕吐，发作之时，伴有头晕、汗出、肢凉等症，饮糖水可缓解症状。先就诊于固安县医院，诊断为"低血糖"，治之未效，后就诊于华北石油管理局总医院，诊断为"肝糖元累积病"，予对症处理，症状略有好转。患儿近4年来每隔数日至十数日即发作1次，曾多次晕倒。近日呕吐频频，呕吐物为胃内容物及咖啡样物，伴头晕汗出，四肢欠温。来院求治，收入院治疗。查体：神清，双瞳孔等大等圆，对光反应灵敏，巩膜无黄染，咽（－）。唇舌色淡，苔腻。面色青暗无华，颈软无抵抗感，心肺（－），腹平软，肝肋下2.5cm，剑下4cm，表面光滑，无触痛，脾未及。四肢活动自如，肘、膝以下肤温较低。脉沉无力。实验室检查：腹部B超示：肝上界6肋间，肝剑下4.4cm，肝肋下3.1cm，肝内回声较粗。糖耐量试验及肾上腺素试验均支持肝糖元累积病的诊断。澳抗（－），肝功能正常。诊断：肝糖元累积病Ⅱ型。证属脾胃虚弱，运化失司，水湿内生，聚而不散，阻滞气机，胃失和降，则频发呕吐。治疗宜以健脾助运，化湿消积，佐以和胃降逆，方选六君子汤加减。处方如下：

党参 10 克，茯苓 10 克，炒白术 10 克，炒白芍 10 克，炙甘草 3 克，青陈皮各 3 克，姜半夏 3 克，竹茹 10 克，莪术 10 克，干蟾皮 5 克，鸡内金 10 克，焦三仙各 10 克。

二诊：1989 年 1 月 24 日。药后呕吐止，四肢转温，头不晕，肝脏回缩，肋下 2cm，剑下 3cm，舌红苔薄，脉滑。处方如下：

太子参 10 克，茯苓 10 克，炒白术 10 克，炙甘草 3 克，丹参 15 克，青陈皮各 3 克，姜半夏 3 克，郁金 10 克，莪术 10 克，干蟾皮 5 克，鸡内金 10 克，焦三仙各 10 克。

三诊：1989 年 1 月 30 日。药后病情平稳，未再复发，纳佳，二便调，肝脏明显回缩，舌质淡红，苔薄白，脉滑，上方继服，以巩固疗效。

按：肝糖元累积病是先天性代谢异常性疾病。刘老认为本病为脾胃虚弱，痰湿积聚所致，属中医"积聚"范畴。提出从脾胃论治，运脾化积，常可明显改善症状，控制病情发展。故初诊以四君子汤，健脾益气；陈皮、姜半夏、竹茹，化痰消积；青皮、莪术、干蟾皮，理气破血消积；鸡内金、焦三仙消食导滞。二诊在原方基础上，加丹参、郁金以增强理气活血，祛瘀消癥之功。

风湿性关节炎

风湿性关节炎，现代医学认为与溶血性链球菌的感染有关，常常有咽炎、扁桃体炎、鼻炎等慢性病灶的存在。刘老认为其病机为风热与湿邪相合，留居三焦，流注关节。治疗必须清热化湿，宣肺通络，使风湿热邪从上下、内外分消走泄，故用桔梗、玄参、板蓝根、山豆根，清热利咽；苍术、黄柏，清热化湿；桑枝通络止痛；甘草和中解毒；牛膝强壮筋骨，共奏宣痹通络，消肿止痛之功。刘老指出："湿邪通过三焦水道有一个向中、下焦，次第相传、进展的病程。在治疗原则上均应化湿清热，但应根据三焦不同的见证而分别论治，才能奏效。"

例：郝某，男，11岁，于1990年1月15日就诊。

3周前感冒发热，现仍低热不退。两膝关节及肘关节红肿，局部灼痛，步履艰难。在首都儿科研究所诊为"风湿性关节炎"。查体：双膝关节红肿发热，呈对称性，咽红充血，舌淡苔白腻，脉滑数，心肺（－），体温37℃。实验室检查：抗链"O"1：800。血沉100mm/h。血象：白细胞 17.5×10^9/L，中性白细胞0.68，淋巴细0.32。辨证属湿毒入络，流注关节。治法：清热除湿，宣肺通络。处方如下：

玄参15克，板蓝根15克，山豆根5克，生甘草5克，桔梗5克，桑枝10克，黄柏10克，牛膝10克，苍术10克，寻骨风10克，穿山龙10克。

服上方30余剂，诸症消失，病告痊愈，随访1年未复发。

按：本例为三焦风热之邪，借湿邪而留居为患，有"蒙上流下"的特点，故上见发热、咽痛，下见两膝关节红肿热痛。方中桔梗为舟楫载药上行，牛膝则引药下行，一升一降，开肺气，利关节，使邪无留居之所，而迅速取效。

变应性亚败血症

变应性亚败血症是一种以长期间歇性持续发热、皮疹、关节痛、血培养阴性为主要特征的变态反应性疾患，现代医学归属于幼年型类风湿病的全身型。多采用水杨酸制剂和肾上腺皮质激素治疗，但副作用较大，而且易于复发。中医辨证，属于湿热病或温热病的范畴，认为本病为湿热所致。湿性黏腻重浊，常固定于一经而不移，因此，病程较长；湿热深伏，难于根除，则病易复发；湿热入血，外发肌表则出皮疹；湿热流注关节，则关节肿痛。由于该病在临床上常易出现胸腹胀满、二便不爽等临床表现，因此，刘老常用辛开苦降法，方选大、小苦辛汤加减。

例：高某，男，8岁，北京市顺义县人。住院病案号：65045。初诊日期：1993年1月19日。

患儿反复发热3年，曾多次在顺义县医院、北京儿童医院住院治疗，均诊断为变应性亚败血症，经服用阿斯匹林、激素等药治疗，症状有所缓解，但未根治，3年来反复发作。近日来患儿复又发热，体温最高达40℃，伴恶心呕吐，胸腹胀满，肌肉酸痛，骨节疼痛。为求系统诊治，遂来院就诊，收入院治疗。入院查体：面色潮红，形体肥胖，咽红，扁桃体Ⅱ°，未见分泌物，舌质红，苔黄腻，心肺（－），腹部膨隆，无压痛，肝肋下可及，无触痛，四肢活动正常，关节未见异常，皮肤（－）。证属湿热内蕴。湿热犯胃，胃失和降，则恶心呕吐。湿热流注关节，浸淫肌肉则关节疼痛，肌肉酸痛。湿热内盛，则高热不退。治宜辛开苦降，清热利湿，方以大、小苦辛汤合用加减。处方如下：

黄连 1.5 克，黄芩 10 克，干姜 1.5 克，半夏 3 克，厚朴 3 克，藿香 10 克，枳壳 5 克，秦艽 10 克，木瓜 10 克，寻骨风 10 克，透骨草 10 克。

二诊：1993 年 2 月 16 日。服上方半月后体温降到正常，未再呕吐，肌肉酸痛，关节疼痛、腹胀等症均除，唯汗出较多。查体：面色潮红，舌红苔薄，脉滑数。此为湿热势减，但未根除，湿热蒸腾，逼汗外出。治宜清热利湿以止其汗，方用当归六黄汤加味。处方如下：

当归 10 克，生地 10 克，熟地 10 克，黄连 1.5 克，黄芩 10 克，黄柏 10 克，黄芪 10 克，焦三仙各 10 克，鸡内金 10 克，香稻芽 10 克，生姜 2 片，大枣 5 枚。

三诊：1993 年 2 月 9 日。患儿服上方后汗出明显减少，体温一直在正常范围，无其他不适。舌质红，苔薄白，脉滑。为防湿热深伏，一遇机会则死灰复燃，继用上方加减治之，以巩固疗效。

按：方中黄芩、黄连燥湿清热降火；厚朴除湿散满，以姜、夏之辛开，祛满止呕。若兼有恶心呕吐者，加藿香、竹茹；兼有皮疹者，加用蝉衣；兼有关节肿痛者，加秦艽、木瓜、寻骨风、透骨草。诸药合用，收效显著。

口　疮

　　口疮是指小儿口腔、舌上发生溃疡的一种口腔疾病。相当于现代医学的"疱疹性口炎"及"急性溃疡性口炎"。多见于婴幼儿，一般预后良好。

　　口疮早在《内经》中就有记载，如《素问·气交变大论》云："岁金不及，炎火乃行，民病口疮。"提出了"口疮"的病名，指出其病因为火热为患。隋代《诸病源候论·唇口诸病候》记载："脏腑热盛，热乘心脾，气冲于口与舌，故令口舌生疮也。"认为心脾热盛发为口疮。而宋代《小儿卫生总微论方·唇口病论》认为："风毒湿热，随其虚处所著"。说明口疮可因感受风毒湿热外邪所致。到了清代《幼幼集成·口疮证治》云："口疮服凉药不效，乃肝脾之气不足，虚火泛上而无制，宜理中汤收其浮游之火。"说明口疮不仅有实热证，而且还有虚火证。

　　刘老认为，口疮内因多由将养失宜，或衣被重裹，或因过食辛热油炸动火之品，而致心脾积热，或素体阴虚，或热性疾病伤阴致阴液亏耗，虚火上浮；外因调护不当，口腔不洁，黏膜损伤，外感邪毒，内外二因相合而成。临证之时当审因论治，方能收效显著，兹举例说明。

　　例1： 安某，男，4岁，北京市人。初诊时间：1996年6月3日。

　　患儿主因口舌生疮3天来院就诊，刻下症见：口舌糜烂，不思饮食，进食则烦躁哭闹，大便三日未行，小便黄赤，舌质红苔黄，脉滑数。证属心脾积热，治疗宜以清心泻脾，方选导赤散加减。处方如下：

黄连 1.5 克，细木通 5 克，生地 10 克，淡竹叶 10 克，生甘草 3 克，山栀 5 克，制军 10 克，黄芩 10 克，焦三仙各 10 克。

5 剂，水煎服，每日 1 剂。

二诊：患儿饮食转佳，进食无疼痛，大便通畅，口腔溃疡已愈合，唯时有夜间睡眠不安，夜间磨牙，舌质仍偏红，苔略薄黄稍腻，脉略滑数。乃余热未净，治疗宜以清泻余热，方选柴芩温胆汤加减，处方如下：

柴胡 5 克，黄芩 10 克，陈皮 5 克，清半夏 5 克，茯苓 10 克，枳壳 10 克，竹茹 10 克，钩藤 10 克，白芍 10 克，菊花 10 克，甘草 3 克。

5 剂，水煎服，每日 1 剂。5 天后，患儿家长高兴地电告，患儿诸症均痊愈。

按：此例口疮，证属心脾积热，故用导赤散加减以泻心脾之热。方中所用药物偏重于清心，因心火为君火，君火一旺，则五脏火均随之而旺。故治疗抓住主要矛盾，施以清泻君火为主，君火一泻，则诸火皆随之而去。方中用竹叶、制军乃使热有出路，随大小便而去，所以，收效甚速。二诊之时，患儿睡眠欠安，且有夜间磨牙，乃余热未净，邪热扰神，则夜眠不安，胃热则磨牙，故予柴芩温胆汤加减以清余热，方中钩藤、白芍、菊花平肝以安神。治疗丝丝入扣，故而收效。

例 2：张某，男 10 岁，北京市朝阳区人。初诊日期：1995 年 12 月 25 日。

患儿于半年前患曾因发热、咳嗽 3 天，诊为"肺炎"，住院治疗 10 天痊愈出院，出院后患儿纳食差，挑食比较明显，不愿吃蔬菜、水果，平素大便偏干。近3个月来口舌生疮反复发作，虽经多方治疗，效果不甚明显，今慕名来院诊治。刻下症见：口舌生疮，反复发作，口腔溃疡分布稀散，周围淡红，稍有疼痛，饮食疼痛，不思饮食，心烦，大便干，舌质红少苔，脉细数。证属虚火上浮，治疗宜以滋阴降火，方选知柏地黄丸加减，处方如下：

生地10克，山药10克，山萸肉10克，丹皮10克，泽泻10克，茯苓10克，知母10克，黄柏10克，肉桂1克，麦冬10克，石斛10克，玉竹10克。

7剂，水煎服，每日1剂。

二诊：服上药后，口舌生疮减轻，疼痛基本消失，胃口渐开，纳食明显好转，心烦已除，大便调，唯口腔溃疡尚未完全愈合，舌质偏红少苔，脉细数。效不更方，上方去肉桂，服完7剂后，口腔溃疡痊愈，随访未再复发。

按：小儿口腔溃疡，有实火和虚火之别，本例患儿因患热病伤阴，复因调护失宜，致使阴液亏耗，水不制火，虚火上炎，邪毒乘虚侵袭，损伤口膜，则口舌生疮。治疗以滋阴降火为法，用知柏地黄丸以滋阴降火。麦冬、玉竹、石斛滋养胃阴，稍稍予肉桂以引火归原，且具反佐之意。临证之时注意要辨证准确，同时要注意守方，这是提高疗效的关键。

唇　风

蒲某，男，10岁，北京市密云县古北口人。初诊日期：1992年10月5日。

患儿自深秋以来，自觉胃热烦闷，口唇干裂疼痛，喜用舌舔，而且越来越重，遂来院就诊。查体：口唇周围皮肤发红，上下唇皆干裂增厚，并可见少许血痕，舌质红，苔黄腻，脉象弦滑有力。中医诊断：唇风。证属脾胃积热，上攻于唇。治疗宜以泻脾清胃为法，方选泻黄散合清胃散加减，处方如下：

藿香 10 克，山栀 5 克，升麻 5 克，防风 5 克，生甘草 3 克，黄连 2 克，当归 10 克，生地 10 克，生石膏 25 克（先下），灯草 1 克，制军 10 克。

7 剂，水煎服，每日 1 剂。

二诊：服药后明显好转，痛痒干裂减轻，二便调，唯纳食稍差，舌质偏红，苔薄黄，脉数。效不更方，上方去制军，加焦三仙，服 14 剂而痊愈。

按：小儿唇炎，以口唇干裂，唇周皮肤发红，干痒疼痛为临床特征，以秋冬季节较为多见。属中医学"唇风"的范畴。刘老认为，此病系脾胃积热，风燥外袭所致。唇为脾窍，脾胃热盛，上攻于唇则唇红而干，若复外受风燥侵之，则干裂疼痛。因此，治宜清泻脾胃积热，脾胃积热一清，则唇得气血津液之濡养，而唇自润泽，则干裂自除，疼痛自止，虽有风燥外侵，安能为病乎？此即所谓："正气存内，邪不可干"。治疗始终抓住脾胃积热上攻所致病的要点，采用清泻脾胃积热之法，无不效验。

咽结膜热

高某，男，6岁，北京市人。初诊日期：195年8月24日。

患儿自昨日起发热，体温最高达39.2℃，伴鼻塞流黄涕，家长予服"小儿感冒冲剂"等药效不明显，患儿出现两眼疼痛，流泪，遂来院就诊。刻下症见：发热，鼻塞流黄涕，两目红赤疼痛，舌质红苔薄黄，脉浮数。证属风热上攻，治疗宜以疏风清热，散火明目，处方如下：

桑叶10克，菊花10克，羌活10克，防风10克，黄连1.5克，蝉衣5克，白蒺藜10克，木贼草10克，谷精草10克，车前草10克，赤芍10克，木通3克，灯心草1克。

7剂，水煎服，每日1剂。

服完上药后，热退，眼结膜充血已愈，诸症消失，病告痊愈。

按：咽结膜热是由腺病毒感染引起的的一种上呼吸道感染，以婴幼儿为多见，多发于夏秋季节，常出现高热、咽及眼结膜发生炎症，属温病的范畴。证属风热上攻，治疗本病，刘老常常以疏风清热，散火明目为法。临证之时，习用桑叶、菊花、蝉衣、白蒺藜、木贼草、谷精草以疏风清热，清肝明目；羌活、防风祛风散火；黄连、车前草、赤芍、木通、灯心草清热泻火，诸药同用，使风热去，病自痊愈。

鼻　炎

　　方某，女，8 岁，北京市人。初诊日期：1996 年 3 月 23 日。

　　患儿近 1 个月来鼻塞流涕，咽部不适，时感头痛，纳食较差，家长予"鼻渊舒"等药，症状没有明显的改善，遂来就诊。查体：咽充血，双扁桃体不大，心肺（－），舌质红，苔白，脉数。证属肺气失宣，治疗宜以宣肺通窍，解毒利咽为法，处方如下：

　　辛夷 10 克，苍耳子 10 克，玄参 10 克，板蓝根 15 克，山豆根 5 克，细辛 1 克，木通 3 克，升麻 5 克，黄芩 10 克，芦根 15 克，竹叶 10 克，牛蒡子 10 克，炒谷麦芽各 10 克，葱根 1 个为引。

　　7 剂，水煎服，每日 1 剂。

　　二诊：服药后，头痛基本已除，鼻塞和咽部不适症状明显改善，纳食转佳，舌脉基本同前。效不更方，上方 7 剂，服完后诸症消失。

　　按：因小儿肺常不足，易感外邪，致肺气失宣，"肺开窍于鼻"，咽喉又为肺之门户，故出现鼻塞流涕，咽部不适；清阳不升，则可出现头痛；肺气失和，则不闻食香，故而食欲下降。临证时刘老习用辛夷、苍耳子宣肺通窍畅气机，玄参、板蓝根、山豆根、牛蒡子、升麻清热解毒利咽喉；细辛、木通、葱根宣通阳气，以利上窍；黄芩、芦根、竹叶清泻肺热，且使热能有出路；炒谷麦芽消食健胃以增食欲。诸药合力，窍通病除。

急性化脓性扁桃体炎

张某，女，12岁，北京市人。初诊日期：1996年12月21日。

患儿于4天前始发热，咽痛，伴鼻塞流涕，家长给服"感冒清热冲剂"及"百服宁"等药治疗，体温不降，体温最高达40.2℃，服退热药后体温降至37.5℃，4小时后体温复升，遂来院就诊。刻下症见：发热，咽痛明显，咳嗽轻，纳食差，大便干燥，小便短赤。查体：T39.9℃，咽充血，双扁桃体Ⅱ度肿大，可见脓性分泌物，心肺（-），腹平软，肝脾肋下未及，舌质红，苔黄，脉滑数。血象：白细胞20.2×10^9/L，中性0.80，淋巴0.20。西医诊断：化脓性扁桃体炎，中医诊断：烂乳蛾（热毒蕴结）。治疗宜以清热解毒，利咽散结为法。处方如下：

玄参10克，板蓝根15克，山豆根5克，升麻5克，牛蒡子10克，生石膏30克（先下），黄芩10克，芦根15克，薄荷3克（后下），竹叶10克，山栀5克，淡豆豉10克，制军10克。

3剂，水煎服，每日1剂。

二诊：服药后体温渐降至37℃左右，咽痛减轻，大便已调，唯轻咳，舌质红，苔薄黄，脉滑数。处方如下：

玄参10克，板蓝根15克，山豆根5克，升麻5克，牛蒡子10克，黄芩10克，芦根15克，竹叶10克，青果10克，锦灯笼5克，玉蝴蝶10克，杏仁10克。

7剂，水煎服，每日1剂。服药后，体温已正常，咽痛除，无咳嗽，病告痊愈。

按：急性化脓性扁桃体炎属中医"烂乳蛾"的范畴。外感风热邪毒，初在表，表邪不解入里，热毒蕴结于咽喉，蕴毒热腐成脓，则表现为高热，咽痛明显；肺气失宣，则咳嗽；肺与大肠相表里，热耗阴津，大便干燥；热移小肠，则小便短赤；舌质红，苔黄，脉滑数，均为热毒蕴结之象。治疗宜以清热解毒，利咽消肿为法。方中玄参、板蓝根、山豆根、升麻、牛蒡子清热解毒，利咽消肿；生石膏、山栀、淡豆豉、薄荷清解郁热以退热；黄芩、芦根清泻肺热；竹叶泻心火，利小肠，使热从小便而出；制军清热通腑使热从大便而撤。纵观全方，诸药合力，使热毒去之大半。二诊加用青果、锦灯笼、玉蝴蝶之属以利咽润喉，收功自不待言。

斜　　视

张某，男，6岁，天津市人。初诊日期：1995年12月24日。

患儿主因斜视，视力下降3年余，经配镜矫正及服用中药等治疗效果不显，今慕名前来就诊。刻下症见：面色萎黄，目下暗斑，脾气急躁，纳食差，两眼斜视（外斜），视力下降（左眼0.4，右眼0.3），时有头晕，大便溏薄，舌质淡红，苔白，脉弦细。证属脾虚肝亢，治疗宜健脾平肝，方选玉容汤加减。处方如下：

白附子10克，钩藤10克，僵蚕10克，全虫3克，木瓜10克，制半夏5克，秦艽10克，茯苓10克，白术10克，白芍 10 克，太子参 10 克，炙甘草 3 克。

14 剂，水煎服，每日 1 剂。

二诊：服药后感头晕消失，大便正常，仍纳食较差，舌脉基本同前，效不更方，以上方加焦三仙各 10 克，炒谷麦芽各 10 克。14 剂，继服。

三诊：服药后纳食大增，面色已转红润，脾气急躁明显减轻，视物较前亦感清晰，舌质淡红，苔白，脉弦细。上方去秦艽，加望月砂 15 克，夜明砂 15 克，以加强明目作用。后以此方出入，治疗 3 个月，患儿斜视基本痊愈，两眼视力恢复至 1.0 左右。

按：刘老认为，小儿斜视系风痰所致，最常见病机为土虚木亢，即脾虚肝亢。因小儿"肝常有余"，"脾常不足"，一方面易动肝风，另一方面又易为饮食所伤。我们大家都知道，土生金，土虚后生金不足；而金克木的功能正常情况下，才能保证肝木不亢。故土虚后造成肝木有余，即"土虚则木必摇"。脾虚不运，痰湿内生。风痰鼓动，上清扰窍，则头晕、斜视；面色萎黄、目下暗斑、大便溏，舌质淡红，苔白，脉弦细，均为脾虚肝亢之象。治疗宜以扶土抑木，息风化痰为法。药用四君健脾，培土生金以克木；白附子、钩藤、僵蚕、全虫、木瓜、白芍、半夏平肝息风，化痰通络；必要时可加夜明砂、望月砂以明目。本病的治疗，贵在辨证准确，谨守病机，重在守方，才能取得较好的疗效。

婴儿湿疹

　　婴儿湿疹是一种好发于婴儿头面部的瘙痒性皮疹，多于生后1~2个月起病。初起多自面颊部出现细沙样小红丘疹，散在或密集分布，随后融合成片，逐渐波及到整个头部，甚至延及胸背部乃至全身。有的皮疹表面附着白色鳞屑，有的形成水疱、渗液、糜烂，最后结成淡黄色薄痂。皮肤瘙痒难忍，患儿哭闹不宁，常反复发作，缠绵难愈。由于本病多发于1岁以内的哺乳儿，故中医称之为"奶癣"。刘老认为，本病的病因病机，系素禀胎热胎毒，复被风邪所侵，风热相引，发于皮肤所致。兹举典型病例如下。

　　赵某，男，8个月。北京市朝阳区人。初诊日期：1993年8月18日。

　　患儿为人工喂养奶粉，自生后2个月起即出现耳后细小红丘疹，散在分布，继而形成水疱、渗液、糜烂，最后结成淡黄色薄痂。皮肤瘙痒难忍，患儿烦躁夜眠不安，大便干燥。经多方治疗，效果不明显，今慕名前来求治。查体：舌质红，苔黄腻，指纹紫滞至风关。证属湿热内蕴，复感风热邪毒而发于肌肤。治疗宜以清热利湿，活血解毒，祛风止痒为法，方选自拟荆翘散加减。处方如下：

　　芥穗5克，连翘10克，露蜂房10克，刺猬皮10克，白蒺藜10克，防风10克，苦参10克，半枝莲15克，蝉衣5克，当归10克，泽泻10克，制大黄10克。

　　7剂，水煎服，每日1剂。

　　二诊：患儿皮肤瘙痒减轻，夜眠较前明显好转，大便已调。耳后皮损呈黄白色鳞屑，仍有痒感，局部有抓痕，舌质仍偏红，苔白，脉细数。湿热已清，病久血虚生风，治疗宜以养血祛风，佐以清泻余热，方选三黄四物汤加减。处方如下：

黄连1.5克，黄芩10克，黄柏5克，当归10克，生地10克，赤白芍各10克，川芎5克，芥穗5克，连翘10克，防风10克，蝉衣5克，白蒺藜10克。

7剂，水煎服，每日1剂。

服上药后，耳后皮损已愈，皮肤瘙痒已除，纳食可，二便调，睡眠好，家长电告痊愈。

荨麻疹

梁某，女，8岁，北京市人。初诊日期：1990年4月28日。

患儿皮肤反复出现红色斑丘疹3个月，瘙痒难耐，曾多方求治，效果不明显，今请刘老诊治。查体：全身散在红色斑片状丘疹，或呈风团样，或有抓痕，舌质红，苔薄黄，脉浮数。西医诊断：荨麻疹。中医诊断：瘾疹。证属风热怫郁，外发肌表。治疗宜以疏风清热，凉血止痒为法，方选自拟荆翘散加减。处方如下：

荆芥穗5克，连翘10克，刺猬皮10克，露蜂房10克，蝉衣10克，生地10克，赤白芍各10克，半枝莲10克，白蒺藜10克，竹叶10克。

7剂，水煎服，每日1剂。

二诊：服上药后，皮疹基本消失，唯仍感皮肤夜间瘙痒，纳食稍差，舌质红，苔薄白，脉细数。上方加当归 10 克，生山楂 10 克。5 剂，继服。一周后，家人欣然电告患儿痊愈。

按： 荨麻疹系风热邪毒外袭，发于肌表所致，根据皮疹的形态，治疗初宜以疏风清热，凉血止痒为法。刘老经常告诫我们："治风先治血，血行风自灭"。故用赤芍、生地等凉血止痒；并加解毒活血之品，如刺猬皮、露蜂房、半枝莲等；后期乃血虚生风，故加当归配合生地、白芍以养血活血祛风；加生山楂以活血，消食健胃。值得称道的是，一定要用生山楂，不要用炒山楂，因后者偏燥，且可一药两用。刘老用药之精当，由此可见一斑，故收效显著。

颈部淋巴结炎

陈某，男，6 岁，北京市人。初诊日期：1992 年 11 月 19 日。

患儿于 4 天前受"受凉"后发热，鼻塞流涕，咽痛，曾到某医院就诊，诊为：上呼吸道感染，予"阿莫西林""双黄连"等药治疗 3 天，体温降至正常，唯家长发现患儿左侧颈部有一包块，遂来院就诊。刻下症见：鼻塞流涕，咽部不适，轻咳，左侧颈部肿块疼痛，腹部阵痛，二便尚调。查体：T36.9℃，咽充血，双扁桃体Ⅰ度肿大，未见脓性分泌物，左侧颈部可扪及 2.5cm×2.8cm 和一 1.5m×2m 大小的淋巴结，表面光滑，活动度可，质地中等，压痛明显，心肺

（-），腹平软，无压痛，未及包块，肝脾肋下未及，舌质红苔薄黄，脉滑数。证属热毒蕴结，治疗宜以清热解毒，软坚散结为法。处方如下：

辛夷10克，苍耳子10克，玄参10克，板蓝根15克，山豆根5克，川楝子10克，元胡10克，山慈菇10克，海藻10克，昆布10克，生牡蛎30克，穿山甲10克，蒲公英10克，牛蒡子10克。

7剂，水煎服，每日1剂。

二诊：服药后鼻塞流涕除，腹痛亦消失，颈部肿块疼痛减轻，肿大的淋巴结较前略减小，唯近日纳食不佳，舌质红，苔白略厚，脉滑数。乃余热未净，痰热中阻。治疗清泻余热，化痰散结。方选柴芩温胆汤化裁，处方如下：

柴胡5克，黄芩10克，陈皮5克，制半夏5克，茯苓10克，枳壳10克，竹茹10克，山慈菇10克，海藻10克，昆布10克，生牡蛎30克，穿山甲10克，蒲公英10克，牛蒡子10克。

7剂，水煎服，每日1剂。服药后诸症消失，纳食转佳，肿大之颈部淋巴结已基本恢复正常大小，病告痊愈。

按：小儿脏腑娇嫩，形气未充，易感外邪，外感风热之邪，初在肺卫，故鼻塞流涕；正邪相争，则发热；表邪未解，入里化热，热灼津液为痰，与热毒一起蕴结于颈部不散，则形成肿块，气机不通则肿块疼痛，腹部阵痛。临证时刘老习用辛夷、苍耳子宣肺通窍畅气机，玄参、板蓝根、山豆根、蒲公英、牛蒡子清热解毒利咽喉；川楝子、元胡理气止痛；山慈菇、海藻、昆布、生牡蛎、穿山甲软坚散结。二诊乃余热仍未净，痰热中阻，肿痛稍减轻，纳食不佳，故治疗宜以柴芩温胆汤化裁以清泻余热，化痰散结。由于切中病机，遣方准确，故而收功。

附：常用自拟经验方

1. 复力冲剂

组成：黄芪、党参、白术、白芍、茯苓、当归、升麻、柴胡、葛根、制马钱子等。

适应证：重症肌无力。

2. 调肺养心冲剂

组成：玄参、板蓝根、山豆根、黄芪、麦冬、五味子、丹参、苦参、蚤休、阿胶等。

适应证：主治病毒性心肌炎。

3. 大苦辛汤

组成：黄芩 10 克，厚朴 3 克。

适应证：下焦湿热。为了方便临床应用，大苦辛汤的适应证概括为"少腹胀满，二便不爽"。

4. 小苦辛汤

组成：黄连 1.5 克，黄芩 10 克，干姜 1 克，半夏 3 克。

适应证：上、中焦之湿热。为了方便临床应用，小苦辛汤的适应证概括为"胸腹胀满，泛吐痰涎"。

5. 荆翘散

组成：荆芥穗5克，连翘10克，露蜂房10克，刺猬皮10克，白蒺藜10克，防风10克，苦参10克，半枝莲15克，蝉衣5克。

适应证：湿疹、荨麻疹、风疹等出疹性疾病。

6. 银花乌梅紫菀汤

组成：银花10克，乌梅10克，紫菀10克，五味子10克，紫石英15克，钩藤10克，地龙10克。

适应证：小儿哮喘。

7. 哮喘基本方

组成：辛夷10克，苍耳子10克，玄参10克，板蓝根10克，山豆根5克，钩藤10克，地龙10克，紫石英15克，秦皮10克。

适应证：支气管哮喘，随症加减。

8. 健脑散

组成：菖蒲、郁金、熟地、山药、山萸肉、茯苓、丹皮、泽泻、丹参、黄芪、牛膝、当归、赤芍、兔脑等。

适应证：小儿脑性瘫痪，智力低下等。

9. 治脑积水方

组成：羚羊角粉0.3克（分冲），天麻10克，钩藤10克，僵蚕10克，升麻5克，牛膝10克，制军10克，车前子10克（包煎）。

适应证：小儿脑积水。

10. 治湿热泻方

组成：黄芩 10 克，厚朴 3 克，木香 3 克，黄连 1.5 克，茯苓 10 克，泽泻 10 克，生姜皮 1 克，白术 10 克，白芍 10 克，神曲 10 克，绿茶一撮为引。

适应证：湿热泄泻。

11. 治脾虚泻方

组成：太子参 10 克，白术 10 克，白芍 10 克，炙甘草 3 克，木香 3 克，藿香 10 克，葛根 10 克，茯苓 10 克。

适应证：脾虚泄泻。

12. 鱼腥草汤

组成：鱼腥草 15 克，倒扣草 30 克，半枝莲 15 克，益母草 15 克，车前草 15 克，白茅根 30 克，灯草 1 克。

适应证：急性肾小球肾炎、紫癜性肾炎、肾病综合征等。

13. 三黄四物汤

组成：黄连 1.5 克，黄芩 10 克，黄柏 10 克，当归 10 克，生地 10 克，赤白芍各 10 克，川芎 5 克。

适应证：过敏性紫癜等。

14. 息风静宁汤

组成：辛夷 10 克，苍耳子 10 克，玄参 10 克，板蓝根 10 克，山豆根 5 克，木瓜 10 克，半夏 5 克，伸筋草 15 克，天麻 3 克，钩藤 10 克，白芍 30 克，全虫 3 克。

适应证：抽动－秽语综合征。

15. 治遗尿方

组成：补骨脂10克，桑螵蛸10克，天台乌10克，益智仁10克，菖蒲10克，熟地10克，山药10克，山茱萸10克，茯苓10克，泽泻10克，丹皮10克，生龙牡各15克（先下）。

适应证：小儿遗尿。

16. 治疗咽结膜热方

组成：桑叶10克，菊花10克，羌活10克，防风10克，黄连1.5克，蝉衣5克，白蒺藜10克，木贼草10克，谷精草10克，车前草10克，赤芍10克，木通3克，灯心草1克。

适应证：咽结膜热。

17. 治疗进行性肌营养不良方

组成：党参10克，黄芪10克，熟地10克，山茱萸10克，山药10克，茯苓10克，白术10克，白芍10克，蕲蛇肉10克，蜈蚣1条，川断10克，杜仲10克，牛膝10克，制马钱子0.2克（分冲）。

适应证：进行性肌营养不良。

18. 治小儿斜视方

组成：白附子10克，钩藤10克，僵蚕10克，全虫3克，木瓜10克，制半夏5克，秦艽10克，茯苓10克，白术10克，白芍10克，太子参10克，炙甘草3克。

适应证：脾虚肝亢之小儿斜视。

19. 治外感发热方

组成：生麻黄 3 克，杏仁 10 克，生石膏 25 克（先下），生甘草 3 克，栀子 5 克，淡豆豉 10 克，黄芩 10 克，芦根 15 克，竹叶 10 克，牛蒡子 10 克，薄荷 3 克（后下）。

适应证：外感发热。

20. 调肺健脾方

组成：辛夷 10 克，苍耳子 10 克，玄参 10 克，板蓝根 15 克，山豆根 5 克，枳壳 10 克，郁金 10 克，青陈皮各 5 克，半夏 5 克，焦三仙各 10 克，鸡内金 10 克，香稻芽 10 克。

适应证：肺气失和所致的厌食症。

21. 治鼻炎方

组成：辛夷 10 克，苍耳子 10 克，玄参 10 克，板蓝根 15 克，山豆根 5 克，细辛 1 克，木通 3 克，升麻 5 克，黄芩 10 克，芦根 15 克，竹叶 10 克，牛蒡子 10 克，葱根 1 个为引。

适应证：外感风热所致之鼻炎。

诊余漫话

以五脏证治为基础突出从肺论治

1. 崇尚钱乙"五脏论治"

五脏分证最早见于《内经》的"风论""痹证""痿证""咳论"等篇章，在《难经》《中藏经》《千金要方》诸书中均有所发展。宋代钱乙观察到小儿脏腑娇嫩，易虚易实，易寒易热的发病特点，依据《内经》五脏学说和五行学说的理论，并结合自己的实践经验，创立了"五脏证治"的理论体系。由于五脏功能不同，所以感受病邪后的临床症状也不相同。如肺属金，主气，肺气有余，则气机郁滞，喘满闷乱；肺有热，则口渴饮饮；肺热不甚，或有停饮，则不欲饮水；肺气不足，则气息不利，甚或出气多于入气。正如《小儿药证直诀·五脏病》所云："肺病，闷乱哽气，长出气，气短喘息"，"肺主喘，实则闷乱，有饮水者，有不饮水者，虚则哽气，长出气"。人体是一个有机的整体，脏腑之间在生理上相互协调为用，在病理上则相互影响为病。钱乙强调五脏分证，但并不意味着割裂五脏之间的相互关系，而是非常重视五脏之间的相互影响。《小儿药证直诀·五脏相胜轻重》论五脏虚实证治间的相互关系时指出："肝脏病见秋，木旺，肝强胜肺，宜补肺泻肝"。"肺病见春，金旺，肺胜肝，当泻肺。"体现了钱乙五脏证治的学术思想。

刘老在崇尚钱乙学术思想的基础上，予以不断总结和发展。他十分重视五脏苗窍的诊治，认为五脏的病变不仅能够影响所对应的苗窍，并且能够通过苗窍的表现，推测诊断五脏病证，从而施以相应的治疗，随着五脏病的治愈，所对应苗窍的症状，亦同时得以消除；另一方面五脏苗窍的病证亦可影响所属脏腑，引起五脏的系列病理变化。例如肺开窍于鼻，鼻与咽喉相通而连于肺，鼻与喉是呼吸的门户，故有"鼻为肺之窍""喉为肺之门户"的说法。肺主一身之气，肺气失和，宣降功能失常，则可引起鼻塞、流涕、喷嚏、咽痒、喑哑或失音、咳嗽等，反之鼻咽部的病变，也常常影响肺的功能，导致肺气不利，变生诸证。刘老在长期的医疗实践过程中，在继承和发扬钱乙五脏证治的基础上，根据小儿肺常不足的特点，注重调理肺脏的功能，采用调外（窍）以治内（脏腑）的方法，逐步形成了"精于五脏证治，突出从肺论治"的学术思想。对于小儿常见病和疑难病症的诊治具有独到之处。

2. 突出"从肺论治"

刘弼臣教授根据"幼儿娇肺易遭伤"的特点，提出了"在五脏证治的基础上，突出从肺论治，抓住要害，出奇制胜"的治疗战略思想。临证之时，善从肺论治小儿疑难重症，疗效显著。兹将其从肺论治的学术思想撷其要介绍如下。

（1）力倡小儿气机紊乱与肺密切相关

小儿疾病因于情志者甚少，而因于内伤七情致气机紊乱者更少。刘老积多年临床经验认为小儿气机紊乱与肺密切相关。这主要与肺主气、主治节功能，以及宗气的生成是分不开的。肺主一身之气，司呼吸。《素问·五脏生成》篇曰："诸气者，皆属于肺"。陈修园《医学实在易》云："气通于肺脏，凡脏腑经络之气，皆肺气之所宣"。喻昌《医门法律》云："肺气清肃，周身之气莫不服从而顺行，肺气壅浊，则周身之气易致横逆而犯上"。而宗气的生成，依靠肺所吸入的清气与脾胃运化的水谷精气相合而成。宗气走息道行呼吸，贯心脉以行气血。肺主治节，治理调节全身的气机，即调节着全身气的升降出入运动。小儿"肺常不足"，极易为外邪所伤，肺病则引起气机紊乱。正如《丁甘仁医案》所说："肺病，则气机窒塞"。

（2）幼儿娇肺易遭伤，五行生克论传变

叶天士《临证指南医案》指出："肺位最高，邪必先伤。"且小儿"肺常不足"，不耐寒热，易为外邪所侵，或从皮毛而入，或从口鼻上受，肺皆首当其冲，导致许多时行病和肺脏病证发生，刘老称此为"幼儿娇肺易遭伤"。肺为邪侵，易致传变，肺在五行属金，若肺金有病，不能发挥正常克制肝木的作用，则肝木有余，有余之肝木又可乘脾使土虚；肺金病则生水不足，肾水不足又不能正常克制心火，使心火有余。这与小儿"肝常有余""心常有余""肾常虚"的生理病理特点一致，且有一定的联系性。由于病理上相互影响，导致一系列五行生克制化的异常循环，从肺论治正是基于此，切断病邪入侵的途径，防止疾病的传变，以安未受邪之地。

（3）宣肺通窍畅气机，祛邪护肺安内宅

刘老认为治小儿病，不仅治病之脏腑，还应调畅一身之气机，调整人体的功能状态，特别是肺的功能状态，主张宣肺通窍以畅气机，祛邪护肺以安内宅。从肺论治的方法属于调外（在志、在液、在体、在窍）以治内（脏腑），而"鼻为肺之窍"，"咽喉为肺之门户"。临证时刘老习用辛夷、苍耳子，宣肺通窍畅气机，玄参、板蓝根、山豆根，清热解毒利咽喉，祛邪护肺安内宅，免伤他脏。

（4）从肺论治四法

①调肺养心法：此法常用于小儿病毒性心肌炎的治疗。心主血，肺主气，朝百脉，心肺相邻，同居上焦，合主一身之气血。外邪侵袭，或借皮毛而入，或从口鼻上受，侵犯心脉，影响血行或扰动心神，出现心悸、胸闷、脉结代等。病程日久，肺虚正弱，易外感而加重病情，或使迁延，治疗当调肺养心。常用方：辛夷10克，苍耳子10克，玄参10克，板蓝根10克，山豆根5克，黄芪15克，麦冬15克，五味子10克，丹参15克，苦参15克，蚤休10克，阿胶10克。本方宣肺通窍，畅气机，行气血，祛邪护肺逐寇外出，清除原发病灶，切断病邪入侵及传变途径，配合益气养阴宁心之品，心神何不安宁？

②调肺平肝法：此法常用于小儿癫痫、抽动－秽语综合征等病。此类患者往往伴有鼻咽炎等肺窍不利之证，治疗当调肺平肝。常用方：辛夷10克，苍耳子10克，玄参10克，板蓝根10克，山豆根5克，柴胡5克，枳壳10克，白芍10克，甘草3克。痰湿重者加半夏5克，菖蒲10克，郁金10克；心肝火旺者加山栀5克，黄连3克，钩藤10克。

调肺健脾法：此法常用于小儿厌食症等证。小儿肺常不足，复因脾虚不运，气血生化无源，正气不足，易为外邪所伤，常致肺脾合病，出现反复感冒或咽炎等。肺脾合病互相影响，调肺有利于健脾，健脾有利于护肺。故调肺健脾，效显法妙。常用方：辛夷 10 克，苍耳子 10 克，玄参 10 克，板蓝根 10 克，山豆根 5 克，青陈皮各 5 克，半夏 5 克，枳壳 10 克，郁金 10 克，焦三仙各 10 克，鸡内金 10 克，香稻芽 10 克。随症加减。

③调肺固肾法：此法常用于肾病综合征的治疗。治疗肾病综合征，医生补脾肾者较多，而刘老认为小儿肾病属阳水者居多，这是与成人不同之处。小儿为"纯阳"之体，水液代谢异常，所生之水湿从阳化热，致湿热弥漫三焦，故治疗当清热利湿。只有病变日久，出现脾肾气虚时，方用调补之法，否则补反病甚。而肺为水之上源，且咽喉之病灶不除，每使病再发或迁延，故调肺势在必行，调肺配合清热利湿，湿热清，病灶除则肾自固，尿浊、水肿、血尿诸症自除。常用方：辛夷 10 克，苍耳子 10 克，玄参 10 克，板蓝根 10 克，山豆根 5 克，益母草 15 克，鱼腥草 15 克，车前草 15 克，倒扣草 30 克，白茅根 15 克，半枝莲 15 克，灯心草 5 克。血尿甚者加女贞子 15 克，旱莲草 15 克；血压高头晕者加钩藤 10 克，菊花 10 克。

小儿头面部望诊经验口诀

儿科俗称"哑科"。"有诸内，必形诸外"，说明病于内，必显现于外。望诊为四诊之首，而小儿头面部的望诊尤为重要。刘老在吸收钱乙等历代儿科医家有关小儿面部望诊精华的基础上，经过数十年的探索和研究，逐步形成了自己独特的小儿面部望诊经验，概括为以下几个方面：

1. 毛发望诊诀

气血充足，毛发润泽；气血两虚，毛发不华；
气血衰疲，毛发作穗；气亏血枯，毛发焦干。

2. 囟门望诊诀

气虚则囟门作坑，气盛则囟门高鼓；
精气亏囟门晚闭，精气夺囟门开裂。

3. 目睛望诊诀

瞳仁明亮肾气充足，瞳仁无光肾气亏虚。
黑睛亮泽肝血充足，黑睛晦暗肝血亏虚。
白睛明亮肺气充盛，外邪难侵少生咳嗽。
白睛蓝斑厌食虫生，白睛红赤肝火灼肺。
白睛黄染肝经湿热，两眦红丝心火炎肺。
上睑下垂脾虚气陷，下睑虚浮水来克土。

4. 口唇望诊诀

口唇淡白，脾气虚寒。口唇红赤，脾火上炎。
唇若涂朱，脾有积热。唇淡而润，脾虚失运。
唇干少津，脾阴受伤。唇裂干痒，脾受风侵。

5. 舌的望诊诀

舌尖红赤，心火独炽。边尖红赤，肝胆火旺。
舌色淡白，气虚血亏。苔若积粉，积滞在中。

苔黄而润，湿热内蕴。苔黄而燥，热盛伤津。

6. 面色望诊诀

火光炎炎，外感风寒。红主伤寒，紫生内热。
红而发紫，内热炽盛。面色萎黄，脾气虚弱。
金气浮浮，中常积滞。面色惨白，寒邪所伤。
面色㿠白，气虚血亏。天庭青暗，惊风将至。
鼻准青色，肝气犯脾。山根泛青，频生灾异。
方广亮泽，肾气充足。方广晦暗，肾气虚弱。
口角青气浮浮，腹部疼痛绵绵。

注："方广"，是指面部两侧下颌部位，刘老认为该处为肾气所主，所以肾气的充足与虚衰，可以在该处显现出来。此点不同于既往以下颏属肾之论。他认为肾气盛衰的变化在方广处比下颏处更易显现和观察。

重视整体观倡辨病与辨证相结合

整体观念是中医的基本特点之一，刘老非常重视人体的整体性，并贯穿对疾病的认识、诊断和治疗的全过程中，力倡辨病与辨证相结合，故而形成了自己的诊疗特色。

1. 重视人体局部和整体的关系

刘老认为，中医非常重视人体本身的统一性、完整性和内在器官之间，以及人体与自然界之间的相互关系。认为人是一个有机的整体，构成人体的各个组织器官，在结构是相互沟通的，在功能上是相互协调、相互为用的，在病理上是相互影响的。另外，人与外界自然环境也有着密切的联系，在能动地适应自然的过程中，维持着自身稳定的机能活动。这种内外环境的统一性、联系性，机体自身的整体性、稳定性的观点，要贯穿对疾病的认识、诊断和治疗的整个过程中。

人体局部和整体是辩证统一的。某一局部的病理变化，往往与全身脏腑、气血、阴阳的虚实盛衰密切相关。由于各脏腑、组织、器官在生理、病理上的相互联系和相互影响，所以诊察疾病时，可以通过观察分析五官、形体、色脉等外在病理表现，借此以分析、推测内在脏腑的病变情况，从而对患者进行正确的诊断，采取有效的治疗方法。如对于口疮的治疗，通过舌诊，诊为心火下移小肠，采用泻心火的方法治疗而愈；再如治疗肺炎采用"上病中取法"和"上病下取法"。又如刘老治疗小儿泄泻善于观察肛门的情况，如肛门肿胀、灼热、潮红、皱襞变粗者属热；而肛门色淡，皱襞潮黏者多属寒；肛门肿胀而痛，周围淡红色者多属伤食；肛门不红肿者多属虚寒。这些均为通过局部以推测整体。临证之时还要结合整体情况综合考虑。凡起病急，病程短，兼有身热、口渴、腹胀、心烦者多属实证，属热证；兼有神疲倦怠、面色萎黄、肢冷者多属虚证，属寒证。将上述局部症状和整体症状合参，进行辨证施治，不仅泄泻的寒热虚实了然在胸，而且还会对疾病的轻重转归以及治疗方法，不究自明。

2. 倡辨病与辨证相结合

刘老认为，目前不少医生治病十分强调"辨证施治"，而疏于"辨病施治"，二者不可偏废。中医自古以来就非常重视辨病。正如徐灵胎所云："欲治病者，必先识病之名，

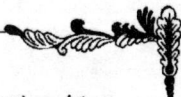

一病必有主方，一方必有主药。"辨病是辨证的基础，每一个"病"都会有自己的病因、病机、病证等特点，且具有其独自的发生、发展、传变以及预后的规律。因此，首先应弄清是什么病，从而为辨证施治奠定基础。古人有云："疾病常有，怪病难逢，唯能知常，方能知变"。对于辨病，刘老一贯遵循"不讳中医之短，不妒西医之长"的原则，所以在辨病之时，不仅辨中医之"病"，而且还要辨西医之病，这样对于疾病的病因、病情演变以及预后的判断，都是十分重要的。刘老强调辨西医的病，不能丢掉中医的辨证施治这一灵魂；另一方面完全无视现代医学对病的研究，则中医就不会有很大的发展，临床疗效亦不会得到很大的提高，同时得不到世界的公认，中医走向世界就无从谈起。因此，辨证须识病，识病当要辨证。临证之时，刘老经过多年的总结，对许多病都有一套主要方法和主要经验方，对于特殊情况则随证加减，收到了较好的疗效。

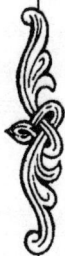

小儿湿热病论治

刘老 14 岁开始从师于江南儿科名医孙谨臣先生学医，很好地继承了其治疗湿热病的独到经验，并通过自己大量的临床实践，有了较大的发展，形成自己的特色。

1. 勤于实践，善于总结

刘老师承先师治疗湿热的经验，勤于临床实践，并且非常注重总结，常告诫我们："热为天之气，湿为地之气，热

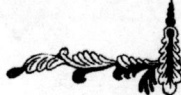

得湿而愈炽，湿得热而愈横，湿热两分，其病轻而缓，湿热两合，其病重而速，病情不同，证治有别。”

（1）湿多热少，则蒙上流下，当三焦分治

湿邪为病，其临床特点有四：第一是“重浊”。重的方面如头重、身重、四肢沉重、腰重、背重等；浊的方面如小便浑浊、大便黏腻、湿疹疮疡流水、小儿口角流涎，即分泌或排出带有浑浊的东西。第二是“滞腻”。如舌苔腻，发病缓慢，病程较长，停滞不去，难期速效。第三是“下流”。第四是“伤阳”。湿为阴邪，阴盛则伤人阳气，特别容易损伤脾胃的阳气，出现运化失健，纳食呆滞、腹胀形寒等表现。

在湿多热少的情况下，其主要特点，就是“蒙上流下”。所谓“蒙上”就是湿浊之邪蒙蔽上焦，表现为憎寒、微热、身重头昏等；所谓“流下”，就是湿邪通过三焦水道有向下流动的特性，所以湿热为病，也就形成了由上焦逐步向中、下二焦次第相传而进展的病程。因此，在治疗原则上需化湿清热，临证应根据三焦不同的见证而分别论治，才能奏效。

①上焦湿热

上焦湿热，是湿热伤人的初级阶段，邪在卫表，阳气为湿所遏，故多恶寒，同时每有身热不扬，伴有头痛、身困湿郁之象，这是上焦湿热的重要的标志，与寒邪在表之证截然不同。胃为水谷之海，脾为湿土之脏，故湿热之邪最易侵犯脾胃，初起即使邪尚在表，亦每多兼有胸闷、舌苔白腻、渴不欲饮等里湿证候，尤其四肢为太阴之表，肌肉胸中为阳明之表，故胸痞为湿热必有之症，四肢倦怠、肌肉烦疼，亦必兼见。

上焦湿热伤表，有的则表现恶寒无汗、身重头痛胸痞，湿遏卫阳，性近于寒，在治疗方面，须重芳香辛散，芳香可以燥湿，辛散可以透表，庶几湿热之邪当自外解。但只宜微表，不可过汗，以免耗伤阳气。最常见的方剂，当推藿香正气散。方中藿香、苏叶、白芷都是芳香燥湿之品，有微发汗解除恶寒头痛的作用；茯苓、白术、厚朴、半夏、大腹皮功能燥湿利湿，可疗身重胸痞；桔梗开提肺气，可使表湿之邪外出于皮毛，共奏表通里和，散邪化湿之功。

如果湿郁，则饮内留而不引饮，热蒸则液不升而口渴，临床表现发热比较明显，汗出胸痞，兼见恶寒身重、关节疼痛等症。治疗方面，应利湿泄热，宗"湿宜淡渗，不宜专用燥药"之旨，让湿邪淡渗下走，以免郁热上蒸，可选用黄芩苡仁滑石汤加减，谨避苦燥散湿之剂耗津，变证蜂起，用药如滑石、清水豆卷、茯苓皮、苍术、藿香、白通草、桔梗、鲜荷叶等，淡渗利湿而清热。

此外，对于湿热之邪侵肺，肃降失司而上逆的小儿咳嗽喘促不宁，日轻暮重，胸脘痞塞，口渴不欲饮之症，常用葶苈子、炙杷叶，泻肺降逆，六一散、车前子清热利湿，往往收到良好的效果。

②中焦湿热

刘老认为：温病乃少阴太阳同病，湿热乃阳明太阴同病。因此，脾胃为湿热病变的中心。

湿热病入中焦，热盛阳明则恶热汗出，湿遏清阳则胸痞闷重，湿热内盛则舌苔白腻，湿热交蒸则苔黄舌红。这些见症是湿热病进入中期的表现，也是整个湿热病过程中的重点。上焦湿热为时短暂，很快由表入里，这时临床表现特征有四大特点：第一，热象开始明显起来，早晨发热轻，下午发热重，恶寒现象相对减轻，即为湿热之邪已经入里，由卫到气的标志。第二，由于脾为湿困，运化失职，故胃肠症状特别明显，消化功能受损亦较严重，纳少不饥，肠鸣便溏，胸痞腹胀更甚；肌肉四肢为脾所主，故此时身重肢困更明显。第三，病程很长，病势缠绵周数月，很少变化。第四，病情表现复杂，既可寒多热少，也可壮热憎寒，或寒热模糊。但是邪气终究不是从阳化热，就是从阴化寒，或者深入脏腑，而使病情发展加重，出现变局。

中焦湿热由于病情复杂，治疗未得要领，往往缠绵难愈。因为中焦湿热各种证情出现的因素皆由湿邪所致，故化湿也就成为治疗的中心。常用的方剂如蒿芩清胆汤或达原饮加减。因为蒿芩清胆汤中的陈皮、半夏、茯苓，达原饮中的草果、厚朴等均为化湿之品。临证之时常常在此类方中加入藿香、苍术、佩兰等。如邪偏于胸膈，介于上下焦之间，则以蒿芩清胆汤为主，分消上下之法治之，用青蒿合半夏开上透泄，黄芩合竹茹、茯苓清热导下。在化湿的同时，增加鲜荷梗为引，辛开宣泄，以畅达三焦气化，因为气化则湿化，从而使湿热之邪自解。如果湿热之邪长期盘踞，郁结难解，郁结不开，一般化湿方法则难收全功，故在化湿开达的同时，常用槟榔、枳壳、青皮、桔梗等，以增强散结之力。

此外，湿热之证，大多兼痰。因脾为生痰之源，肺为贮痰之器，中焦湿热蕴蒸成湿可以上蒸于肺，表现咳嗽痰多，咯吐不爽，宜用三仁汤加减，杏仁、生苡仁清肺止咳，半夏化痰，滑石、通草利湿，白蔻仁、厚朴芳香化浊。若出现湿痰蒙蔽清窍，耳聋不聪，表情淡漠，反应迟钝，或者处在半明半昧状态时，常常用菖蒲郁金汤加减，如菖蒲、广郁金、瓜蒌、大贝母、制半夏等，以除痰开窍。

③下焦湿热

下焦湿热的主要表现在大、小便。湿热滞留，造成二便不通，或通而不畅。由于湿热滞留，不能向外排出，故而全身湿热症状不易消退，腹胀、胸闷、头昏等症也难消除。其治疗方法，重在利湿。膀胱气化不利，小便不通者用五苓散，方中猪苓、茯苓、泽泻，通调水道，泻湿利水；白术燥湿利水；官桂以助膀胱气化功能，用之多能收效。如果小便淋涩不利，溺管闭塞，常用寒通汤加减。知母、黄柏清下焦湿热，利下窍通淋，滑石、芍药利水渗湿，和血止痛，共奏清化湿热，利水通淋之功。传导失司而大便不通者，则常用二丑末、茯苓、制军导浊行滞，把肠内滞留的湿浊排掉。如果大便利下不畅，里急后重，腹部胀痛痞满者，则用木香槟榔丸燥湿清热，疏通肠胃，往往效如桴鼓。湿流下焦，大便泄泻溲少者，此即所谓"湿盛则濡泄"，常用滑石、茯苓、猪苓、泽泻、萆薢、通草等淡渗利湿之品，以复分清泌浊之职，湿净则便泻自告痊愈。

（2）湿热俱盛，则下闭上壅，当开泄清热

湿热的重点在脾，其症身热稽留，汗出不退，渴不引饮，或喜热饮，胸闷泛恶，四肢倦怠，身重头蒙，神志呆钝，小便浑浊，大便溏泄，脉象濡缓，舌苔白腻等。热偏盛的重点在胃，其症身热增高，口苦作渴，但不欲多饮，胸痞干呕，心烦溲赤，便秘或溏而不爽，舌苔黄腻甚或于燥，舌边尖红，脉象濡数等。湿热俱盛则下闭上壅。所谓"下闭"乃湿热之邪与肠腑积滞相结，传导失司，故便秘或热结旁流，腑气壅塞，则腹满胀痛、拒按，湿热蒸腾则发热，日晡尤甚，舌苔黄腻而干。所谓"上壅"乃湿热蒸腾，正邪剧争，火性炎上，故高热恶热，渴饮气粗，呼吸因之加快，上扰神明，则可见烦躁昏谵等症，形成一派表里上下充斥肆逆，三焦俱困之象，最易产生耳聋、干呕、发痉、发厥，而成危殆变局。

下闭上壅是湿热病情在整个发展过程中邪气处于极盛时期，治疗原则就是开泄清热。刘老认为"毒寓于邪，毒随邪入，热由毒生，变由毒起，湿毒不去则热不除，而变证必生。"基于这一指导思想，偏于上壅者则重用生石膏，因生石膏为治阳明气分高热的主药，认为"湿热郁蒸，阻遏清阳，非石膏不足以制其陷；毒火煎熬，上扰神明，非冰水不足以治其燥。"偏于下闭者则用大黄以攻下逐邪，认为"毒势深重，火焰沸腾，若不扫尽狂氛，则难存阴液"。在常用方剂中轻证者，又常常选用甘露消毒丹加减，以清热解毒燥湿，方中黄芩清热燥湿；连翘，清热解毒；藿香、白蔻仁芳香化湿；滑石，利湿泄热；晚蚕砂、丝瓜络宣气通络；石菖蒲，泄浊开闭，以宁心安神。一旦湿热清除，气畅络和，则发热可退，下闭上壅解除，而诸症自愈。热甚者可加用生石膏，增强清热作用；咳嗽未除者，可加用杏仁以宣肺止咳；兼呕吐者，加半夏以和胃降逆；热结旁流者，加瓜蒌、黄连以燥湿清热。小儿抽搐惊叫者加钩藤、地龙以息风定惊。重证者则用凉膈散以清热解毒泻火。认为"此方能够开泄清热，导湿下行，对下闭上壅湿热俱盛者有良效，而且对于湿热蒸郁，迫血妄行的吐血、衄血等症，可一攻而缓解。"

（3）热多湿微，则耗气伤阴，当清热保津

如湿热蒸酿，症见壮热有汗不解，心烦口干欲饮，胸闷泛恶，甚则热盛神昏，谵语妄言。胃热亢盛，势必耗气伤阴。斯时治疗，救液则助湿，燥湿则劫阴，常用白虎汤清阳明胃热，稍加苍术以燥太阴之湿，使湿与邪热各有出路，常收清热除烦，保阴生津之功。并谆谆告诫：切不可辛散发汗，更损阴气；亦不可攻下，损伤阳气；早用滋阴常有腻滞不解，病情转重之弊。如果呕恶不止，胃火上逆，常用川连苦寒降逆以清湿热，稍加苏叶性味芳香，通降顺气，两味煎汤，呷下即止。病人热退神清呕止，但遗有余热伤津，或脾运未复等证，经过适当调理，自可逐渐恢复。

2. 擅用辛开苦降法，创制大、小苦辛汤

对于小儿湿热病的治疗，他在全面继承的基础上，认为小儿湿热存在内外二因，尤以内因为主，且以中焦湿热居多。他从叶天士苦辛通降法治疗中焦湿热的学术思想上受到启发，结合自己多年的临床实践，擅长用辛开苦降法治疗小儿湿热病，创立了大、小苦辛汤。其中小苦辛汤由黄连 1.5 克，黄芩 10 克，干姜 1 克，半夏 3 克四味药组成。主要治疗上、中焦之湿热。大苦辛汤由黄芩 10 克，厚朴 3 克二味药组成。主要用来治疗下焦湿热。为了方便临床应用，分别将其适应证概括为八个字：予小苦辛汤的适应证是"胸腹胀满，泛吐痰涎"。大苦辛汤的适应证是"少腹胀满，二便不爽"。临床具体应用时，不但要根据适应证来选用大、小苦辛汤，而且要注意药物的剂量。因为二方中苦寒之药比重较大，而大苦沉寒，易伤脾胃，而小儿脾常不足，所以应用苦寒之药，更应小心，剂量不可过大，防其伤脾败胃。而辛温大热之品，有致口燥咽干之弊。叶天士《临证指南医案》告诫我们："微苦以清降，微辛以宣通"。其关键在于"微"字。因此，一般情况下，方中所提出的剂量足矣。在保证临床疗效基础上，宜取其最小剂量，使祛邪而不伤正。用药注重轻灵，量少而力宏是刘老临床用药的显著特点之一。

谈抽动－秽语综合征病机方药

　　抽动－秽语综合征是现代儿科临床常见的神经精神系统疾病（简称 TS）。中医尚无此病名，刘弼臣教授带领其弟子们对抽动－秽语综合征进行了大量广泛深入的研究。经过多年的临床探索，对本病的病名、病因病机和治疗有了系统认识，并形成了一整套完整的理论体系，所创制"从肺论治，巧施截断防传变"证治原则，收到了满意的疗效，兹总结如下。

1. 肝风证的病名确立

　　本病的临床表现为慢性、波动性、多发性运动肌不自主地抽动，伴有不自主地发声抽动。表现形式：简单的运动性抽动：如突发、迅速、孤立和无意义的运动，如摇头、皱眉眨眼、耸鼻、噘嘴、作鬼脸、耸肩、踢腿和腹部肌肉抽动等。复杂性抽动：如突发似有目的、协调和复杂运动，如扬手、弯腰、躯干扭动、眼球转动、下蹲、敲打等等。中医文献中虽无"抽动－秽语综合征"的病名，但追溯至 2000 多年以前的《内经》中已有了类似的症状描述，如《素问·至真要大论》云："诸风掉眩皆属于肝"。掉，摇也，指肢体动摇的病证，皆归属于肝。"诸转反戾……皆属于热"。转，言肢体颈项扭转；反，即肢体强硬，角弓反张之类；戾，指肢体屈曲不伸，亦拘急之类。明·王肯堂在《证治准绳·幼科》中云："水生肝木，木为风化，木克脾土，胃为脾之腑，故胃中有风，瘛疭渐生。其瘛疭症状，两肩微耸，两手下垂，时腹动摇不已，名曰慢惊。"瘈疭症状主要指肌肉跳动之类，与抽动－秽语综合征的抽动症状有相似之处，似属中医的"瘈疭""筋惕肉瞤""慢惊风""抽搐"等病范畴，但都不十分确切，因此，迫切需要有一个确切的病名。

刘老根据抽动－秽语综合征的症状与六淫之风邪致病产生的病理现象类似，且病起于内，故属于内风。其临床表现多以头面部的运动性抽动为首发症状，且临床上表现为一组抽动症状缓解或消失时，又出现另一组症状，或在原有基础上又增加新的症状，不管任何部位的抽动，中医统称为"风"，而风的特性是流动急速，容易激荡，变化莫测，或上或下，符合"风为阳邪，善行数变"的致病特点。宋·钱乙《小儿药证直诀·肝有风甚》指出："凡病或新或久，皆引肝风，风动而上于头目，目属肝，风入于目，上下左右如风吹，不轻不重，儿不能任，故目连眨也"。由于内风与肝的关系密切，故又称肝风内动或称肝风。"证"是机体在疾病发展过程中的某一阶段的病理概括，包括了病变的部位、原因、性质以及邪正关系，反映出疾病发病过程中某一阶段的病理变化的本质，因此它比症状更全面、更深刻、更正确地揭示了疾病的本质。刘老根据抽动－秽语综合征的特点，确立本病属于中医学"肝风证"，从而为本病的研究奠定了基础，同时亦使中医辨证规范化研究成为可能。

2. 病因病机分析

本病的发病原因为先天禀赋不足，素体虚弱，尤以肺脾虚弱为常见，或因五志过极，过食肥甘厚味或外感六淫之邪，内外之因相合而成。刘老认为本病机理关乎五脏，本源在肝，病发于肺，系风痰鼓动，横窜经隧，阳亢有余，阴静不足，阴阳平衡失制所致。

（1）关乎五脏，本源在肝，病发于肺

本病临床表现类似风邪致病的特点，属于内风，内风与肝的关系密切。正如《素问·至真要大论》云："诸风掉眩皆属于肝。"张山雷《中风斠诠·中风总论》云："内风之动，皆由肝木之旺，木火生风"。小儿脏腑娇嫩，形气未充，有肝常有余，心常有余，肺常不足，脾常不足，肾常虚的生理特点。无论感受外邪，还是饮食不节，或情志不调，皆可诱发肝风内动。如情志所伤，所愿不遂，肝失疏泄，木失条达，郁而化火生风，肝亢风动，则抽动不已，如摇头、耸肩、眨眼等。肝主筋，开窍于目，故眨眼为最常见的首发症状；肝在声为呼，肝亢风动，故喊叫不已。

小儿心常有余，心为五脏六腑之大主，五志过极，极易造成心火内生，心火炽盛，母病及子，则肝火亦盛，火易生风，肝风遂动。小儿肾常虚，若先天禀赋不足，或因久病失治，肾阴不足则水不涵木，则阴虚于下，阳亢于上，亦可导致肝风内动。

脾属土，为至阴之脏，其性静而藏意，在志为思。小儿脾常不足，易为饮食所伤，饮食不节，或过食生冷，或过食肥甘厚味，致脾失健运，痰湿内生；脾虚则肝亢，正如清人尤在径所云："土虚则木必摇"。脾为生痰之源，肺为贮痰之器，肝亢风动，挟所生之痰上扰清窍则秽语；肺若悬钟，木摇痰叩肺金，则喉中怪声连连，如吭吭有声，或清喉声等。脾主四肢、肌肉，脾开窍于口，其华在唇，脾虚肝亢，则噘嘴、口唇蠕动，四肢抽动，挺胸鼓腹。如《证治准绳·幼科·唇口蠕动》所言："唇为脾之华，口乃脾之窍，又阳明之脉环唇口而交人中，阳明胃也，是以脾胃虚者，多有此症，不独病后而已。"

小儿肺常不足，易为外邪所伤，肺开窍于鼻，咽喉为肺之门户，肝亢风动则表现耸鼻、喉中出声等。刘老认为，肺金功能失调，不能发挥正常克制肝木的功能，则造成肝木有余，导致一系列五行生克制化的异常循环，亦可引起肝亢风动，此亦是本病病发于肺的道理。

以上所述，可以看出抽动－秽语综合征与五脏密切相关，而内风又称肝风内动或肝风，说明本病本源在肝；由于内风常为外风引动，又与肺相关，故本病病发于肺。

（2）风痰鼓动，横窜经隧

刘老认为本病与风痰密切相关，《素问·骨空论》曰："风者百病之使也"，《素问·风论》云："风为百病之长"，"风盛则动"，且中医有"怪病责之于痰"，"百病皆由痰作祟"之说。而痰是水液代谢障碍所形成的病理产物，而这些病理产物形成之后，又能直接或间接作用于人体某一脏腑组织，而发生各种病证，故又属于致病因素之一。痰不仅是指咯出来有形可见的痰，还包括停滞在脏腑经络和瘰疬痰核等组织中而未被排出的痰液，临床上可通过其所表现的证候来确定，这种痰称谓"无形之痰"。

痰的形成，多由外感六淫，或饮食及七情内伤等，使肺、脾、肾、三焦等脏腑气化功能失常，水液代谢障碍，以致水津停滞而成。在正常情况下，"饮食入胃，游溢精气，上输于脾，脾气散精，上归于肺，通调水道，下输膀胱，水津四布，五经并行，合于四时五脏阴阳，揆度以为常也。"若脏腑功能失调，水津不布，必致津液停蓄而生痰。如肺气失宣，水不布散，则气壅为痰；肝气郁结，疏泄失职，则气滞生痰；脾失健运，则津凝为痰，肾气虚衰蒸化失职则水泛为痰；三焦气化失司，则气结为痰。风与痰在病理上关系甚为密切，常常风动则火生，火盛则风动，风火相煽，则蒸灼津液为痰，临床所见既可因风生痰，亦可因痰生风。正如叶天士《临证指南医案》指出："三阳病而上升，故火炽而痰壅，心窍为之闭塞"。风痰鼓动，横窜经隧则抽动不已；风摇痰叩肺金，则怪叫有声。

（3）阳亢有余，阴静不足，阴阳平衡失制是根本

阳主刚躁，阴主柔静，《素问·阴阳应象大论》云："阴静阳躁"，"阴在内，阳之守也，阳在外，阴之使也"，说明阴阳之间互根互用，相互制约，动静平衡，机体协调无病。小儿为"纯阳之体"，生长发育迅速，阴液相对不足，阳常有余，易致阴伤阳亢而动，出现阴静不足，阳亢有余的证候，正如《临证指南医案》指出："内风乃身中阳气之变动"，因阴静不足，阴不制阳，而阳动有余，静宁不足，其病变多表现为心、肝、脾、肺、肾的功能失常。《灵枢·行针》篇云："岐伯曰：重阳之人，其神易动也，其气易往也。黄帝曰：何为重阳之人？岐伯曰，重阳之人，熇熇高高，言语善疾，举足善高，心肺之藏气有余。"说明阳亢有余，阴静不足，阴阳平衡失制是本病发病的病理基础。

3. 灵活运用治风药

刘老精研本草，将祛风药分为三类。一类为虫蛇类，如全虫、僵蚕、白花蛇、蜈蚣等，具有搜风剔邪之功，适用于抽动频繁之实证，效果显著。但此类药不宜久用，且有一定的毒性，并且用久还可伤阴，致阴虚风动，故虚风内动者慎用。第二类为金石类，如龙骨、牡蛎、金箔等，具有镇肝息风，重镇安神之功。此类药物易伤脾胃，故亦不宜久用，适

用于实证，若大量应用可碍脾胃，易致脾虚肝亢，导致虚风内动，故虚风内动者慎用。第三类为草木类，如天麻、钩藤、菊花、白芍等，具有平肝息风之功。此类药较平和，故虚证实证均适用。另外，还有一些既可祛外风，又可治内风的药物，如蝉衣、菊花、钩藤等。既可平肝息风，又可疏散外风，防止外风引动内风，临证时当灵活选用。

4. 力倡从肺论治，巧施截断防传变

刘老精于"五脏证治"，尤善"从肺论治"小儿抽动－秽语综合征。力倡小儿气机紊乱与肺密切相关，认为幼儿娇肺易遭伤，主张以五行生克论传变。小儿"肺常不足"，且肺位最高，为五脏之华盖，不耐寒热，易为外邪所侵，或从皮毛而入，或由口鼻上受，肺皆首当其冲。肺为邪侵易致传变，肺在五行属金，若肺金有病，不能发挥正常克制肝木的作用，则肝木有余，有余之肝木又可乘脾使土虚；肺金病生水不足，不足之肾水又不能正常克制心火，使心火有余。这与小儿"肝常有余""心常有余""肾常虚"的特点一致，且有一定的联系性。在病理上相互影响，导致一系列五行生克制化的异常循环。从肺论治正是基于这种认识，尽早切断病邪入侵的途径，防止疾病的传变，以安未受邪之地。

从肺论治是中医整体观的具体体现。一方面，肝与肺经脉相通，正如《灵枢·经脉》所言："肝足厥阴之脉……其支者，复从肝别贯膈，上注肺"。另一方面，"肺主气"，"主治节"，治理调节着一身之气机。《素问·灵兰秘典论》曰："肺者，相傅之官，治节出焉。肝者，将军之官，谋虑出焉"。张介宾云："肺主气，气调则营卫脏腑无所不治，故曰治节出焉"。姚绍虞云："肺之为脏，上通呼吸，下复诸脏，

亦犹相傅之职。佐一人以出治，而为百僚之师表也"。近代医家张锡纯在《医学衷中参西录·治女科方》中说："人之脏腑，一气贯之，若营垒联络，至为犄角。一处受攻，则他处可为之救应"。清代医家叶天士指出："人生之气机应乎天地自然，肝从左而升，肺从右而降，肺病主降曰迟，肝司横逆曰速。"说明肝肺两脏在气机升降运动上存在着相互制约，相互协调的关系，若肺金宣降不及则肝气可有余而亢动，所以应当从肺论治。但从肺论治不仅仅是一味地治肺，而只是间接调他脏的一种方法，并不能脱离治肝（平肝）而独立应用，而是主张"治肝勿忘调肺"，"肝肺同治"，这才是从肺论治的真正含义所在。

刘老主张治"风"一类的疾病，应当快速截断，因"风为百病之长"，"风为百病之始"，"风为阳邪，善行而数变"，说明风邪致病变化多端，常常变证蜂起，金·张子和《汗吐下三法赅尽治病痊》云："病之一物，非人身素有之也，或自外而入，或由内而生，皆邪气也。邪气加诸身，速攻之可也，速去之可也。揽而留之，何也？"故治疗宜早期截断，主张截病于初，采用"迎而击之"之法，一方面可以控制病邪蔓延深入，防止外风引动内风；另一方面，可以避免正气过度损耗。若不及时控制抽动，抽动日久，则易耗气伤阴，致脾虚肝亢，或肝亢无制，火灼津为痰，痰火扰神。主张采取果断措施和特殊方药，直捣病巢，祛除病邪，切断病邪入侵的途径，快速控制病情，截断疾病的发展和蔓延，以求提高疗效，缩短病程，防病传变，以安未受邪之地。

从肺论治是《内经》"上工救其萌芽"思想的具体发挥。早在《内经》即有"上工治未病"之说，《金匮要略》则有"见肝之病，知肝传脾，当先实脾"的治疗原则，符合"先证而治"的思想。先证而治，就是先要掌握疾病发展过程的变化规律，明晰其病机，料知其预后，超前一步，在相应的证出现以前，预先落实治疗措施，是辨病与辨证相结合的有效方法。辨病辨证是从肺论治的基础，中医自古以来就非常重视辨病。徐灵胎强调："欲治病者，必先识病之名，一病必有主方，一方必有主药"。截断与辨病的关系，就是要在认识掌握某种疾病的病源和特征，从而选择能截断病因、病源的特异性针对措施，所以从肺论治抽动－秽语综合征是在明确本病的关乎五脏，本源在肝，病发于肺，系风痰鼓动，横窜经隧，导致阳亢有余，阴静不足，阴阳平衡失制病机的基础上，匠心独运，巧立调肺平肝，息风化痰通络之法，临证之时每每收效显著。

5. 息风静宁汤组方用药特点

刘老常用的息风静宁汤基本方为：辛夷 10 克，苍耳子 10 克，玄参 10 克，板蓝根 10 克，山豆根 5 克，木瓜 10 克，半夏 5 克，伸筋草 15 克，天麻 3 克，钩藤 10 克，白芍 30 克，全虫 3 克，金箔一方（先煎）。随症加减。

方中辛夷、苍耳子宣肺通窍畅气机，玄参、板蓝根、山豆根清热解毒利咽喉，祛邪护肺安内宅，防止外风引动内风，更重要的是使肺金保持正常的功能状态。调肺可佐金平木，又可防肝木有余乘脾土，脾土不虚，痰湿难生，配合天麻、钩藤、白芍、半夏、全虫等平肝息风化痰之品，金箔为引，使药达病所，且具有镇静安神之功。伸筋草，归肝脾肾三经，有祛风散寒，舒筋活血之功。木瓜，《雷公炮炙药性解》言："入肺、脾、肝三经"，《本草纲目》云："木瓜治转筋，非益筋也，理脾而伏肝也，土病则金衰而木盛，用酸温以收脾胃之耗散，而借其走筋以平肝邪，乃土中泻木以助金也。木平则土得令而金受荫矣。"《海药本草》言其有"敛肺和胃，理脾伐肝，化食止渴"之效。综观全方，调肺巧配平肝，相得益彰，风痰何以鼓动？本方效显法妙，妙在调肺平肝。

现代药理研究表明，辛夷成分含d-乌药碱（d-coclaurine），能明显抑制阿扑吗啡或甲苯丙胺诱发的旋回运动。d-乌药碱与抗精神病药相同，可能来自对DA受体的阻断作用。山豆根有效成分为所含生物碱，苦参碱、氧化苦参碱、槐果碱等均具有镇静作用，如氧化苦参碱、槐果碱能减少小鼠自发活动，苦参碱、氧化苦参碱和槐果碱还能明显抑制醋酸所致小鼠扭体次数。槐果碱能降低纹状体中DA含量，对D_2受体、$5-HT_1$和$5-HT_2$受体无亲和力。天麻多糖具有增强机体非特异性免疫和细胞免疫的作用。白芍总甙（TGP）具有免疫调节作用，TGP对小鼠免疫功能的调节作用与调节Th/Ts细胞比值有关。白芍总甙呈剂量依赖性抑制小鼠扭体、嘶叫、热板反应。板蓝根具有提高免疫功能的作用，实验表明，板蓝根多糖可显著促进小鼠免疫功能，明显对抗氢化考的松所致的免疫抑制作用。现代药理研究表明，玄参对小鼠具有镇静、抗惊厥作用，能抑制小鼠的自发活动。总之，息风静宁汤具有镇静、调节机体多巴胺系统和免疫系统的作用，从而能够改善症状，降低血浆多巴胺，提高机体免疫功能。

6. 临床实验研究分析

刘弼臣教授带领他的弟子们经过几年大量的临床研究，系统地观察了抽动-秽语综合征患儿的发病特点，并从神经递质和免疫学的角度对于该病的发病机理及体现从肺论治原则的息风静宁汤的作用机理进行了初步探讨，兹详述如下。

（1）对现代医学病因的认识方面

遗传学：本病有先天遗传型和后天获得型，前者有明显的家族史，可能是常染色体隐性遗传，但直系亲属发病亦不能除外常染色体显性遗传和半显性遗传的可能性，因此可能为多种遗传组合形式。我们研究了 40 例患儿中，有 4 例的直系亲属有抽动障碍病史，亦表明 TS 与遗传因素有关。

中枢神经系统的器质性损伤：有资料表明围产期损伤的儿童发病率高，从而提出 TS 可能是中枢神经系统器质性损伤的结果。推测 TS 患者在锥体外系中，特别是在纹状体中可能存在一种亚显微病灶，这种病灶可能与分娩使该区的损伤、发育不良或变性有关。目前的检查方法尚不能发现这种改变。他们研究了 40 例 TS 患儿中 4 例有产伤史，亦支持本病与中枢神经系统的器质性损伤密切相关。

中枢神经递质：本病发生多被认为与多巴胺系统异常有关，多数学者认为，大脑基底神经节及边缘系统的皮质多巴胺受体超敏（hypersensitive）及多巴胺更新率降低，是该病的主要发病机制。内源性神经兴奋性物质，包括氨基酸类兴奋性神经递质，如 L- 天冬氨酸、L- 谷氨酸等，在脑发育的后期则有"促毒性"作用，从而使这些患者在幼儿期产生了多发性抽动及秽语症状。

（2）患儿的临床特点

TS 起病的平均年龄为 5~7 岁，男性多于女性，男女发病之比为 3:1 ~ 4:1。我们研究结果表明，TS 组患儿平均起病年龄为 6 岁 3 个月，男女之比为 4:1，与文献报道基本一致。

通常以运动性抽动为首发症状，且以头面部运动性抽动为多见，其中眨眼为最常见的首发症状，一般发声性抽动常在运动性抽动发作后出现，仅有12.5%左右的患儿以发声性抽动为首发症状。我们研究表明，以眨眼为首发症状的占80%，仅有15%的患儿以发声性抽动为首发症状，略高于文献报道。

运动性抽动特点：多从头面部开始，逐渐发展至颈、肩、上肢、躯干及下肢，形成多部位抽动，不同肌群受累频率呈现出从面上部到足下降顺序，随着时间的推移，可出现复杂性抽动，如搓手指、踮脚、挺胸鼓腹等。

发声性抽动特点：分为简单地发声性抽动和复合性发声性抽动。常见的简单发声性抽动有吭吭声、清喉声、嗯嗯声，常见的复合性发声性抽动有秽语、重复语言、模仿语言。我们研究结果表明，吭吭声占70%，清喉声占30%，秽语占12.5%，重复语言占15%。

在运动性抽动和发声性抽动之前，常常有种种不适感，如咽部不适感、眼部不适感、颈部不适、腹部肌肉不适等，即感觉性抽动。感觉性抽动被看作运动性抽动和发声性抽动的先兆症状，其中以咽部和眼部不适为最常见。我们研究结果表明，TS咽部不适占60%，眼部不适占35%。

抽动症状呈波动性，症状往往时好时坏，起伏不定。许多因素可以使抽动症状减轻，如精神愉快、注意力集中、分散注意力、学习压力轻等。许多应激性因素使抽动症状加重。常见的躯体性应激源有低温、高温、中毒、感染、外伤、外科手术、发热、疼痛、运动过度等。常见的情绪性应激源有恐惧、愤怒、焦虑、忧伤、精神紧张等。这些应激源刺激了交感神经和下丘脑－垂体－肾上腺皮质轴，使儿茶酚胺（肾上腺素、去甲肾上腺素、多巴胺）和糖皮质类固醇的分泌增多，这些物质对免疫功能都有抑制作用。因此这些物质对免疫功能和多巴胺系统乃至对于 TS 均有可能产生影响，其机理还有待于进一步研究。我们研究的结果表明，患儿躯体性应激因素鼻咽炎占 80%，感冒占 57.5%，运动过度占 45%；情绪性应激因素中精神紧张最为明显，占 95%。

（3）对于患儿智力和学习的影响分析

患儿的智商虽属正常，但平均智商呈偏低趋势。可能因为注意力不集中、抽动、多动、强迫行为、品行障碍等原因，能给患儿在学习上带来较大的困难。同时影响了患儿与周围人群的交往，妨碍了智力的发育，所以，患儿成人后很难完成高等教育。我们统计了患儿的学习状况，40 例 TS 患儿仅 1 例学习成绩优秀，占 2.5%；良好 8 例，占 20%；一般 17 例，占 42.5%；较差 14 例，占 35%。这种成绩欠佳状况，提示 TS 患儿有学习困难的倾向。

（4）预后及产况的关系分析

本病被认为是一种终身疾病，完全治愈是极端罕见的，然而近期临床研究发现本病未经药物治疗，有的自然缓解，有的可以早几年出现，迟至 10 年左右发生。多数病人的抽动，在药物治疗的情况下青春期常被控制。

总之，本病半数以上在药物治疗下能被控制和缓解，不致影响患者的寿命，罕见进展为精神分裂症的。然而本病对人格的不良影响十分常见，患者在遭受躯体疾病的同时，必须承受社会及自身心理压力的事实，使神经精神问题变为复杂化。

环境因素的影响也是非常重要的，虽然一般倾向于认为 TS 有一个强的遗传因素，但非遗传的生物因素也被证明是重要的。某些围产因素可能导致脑发育障碍，影响 TS 病情的严重性。类 TS 症状可见于其他神经损害，如一氧化碳中毒、头部外伤和脑炎后震颤麻痹患者。这些非遗传因素可能导致基底节异常，在临床上表现出 TS 症状。有资料表明，有产科并发症的（新生儿期）抽动症状要比无产科并发症的重，且治疗效果相对要差，认为产科并发症可能是某些患者预后不良的一个危险因素。我们研究 40 例病例中有 4 例有产科并发症，通过系统观察亦有抽动症状重，治疗效果相对差，同上述观点吻合。

（5）血浆多巴胺（DA）含量研究结果分析

TS 多被认为与多巴胺系统异常有关，多数学者认为，大脑基底神经节及边缘系统的皮质多巴胺受体超敏（hypersensitive，及多巴胺更新率降低为 TS 的主要发病机制。我们测定 40 例患儿血浆多巴胺（DA），并与正常儿童对照，结果表明，患儿明显高于对照组，经统计学处理，$P < 0.01$，有显著性意义，提示多巴胺（DA）参与了本病的发病过程，30 例患儿经中药治疗后，血浆多巴胺（DA）含量明显降低，$P < 0.01$，有显著性意义。说明中药对于多巴胺系统具有调节作用，其机理尚有待于进一步研究。

（6）血浆免疫学检查结果分析

有关患儿免疫功能状况的研究报道尚少，我们研究表明，患儿免疫功能低下，IgA、IgG 较正常儿童明显降低，经统计学处理 $P < 0.01$。IgM、C_3、C_4 水平与正常儿童比较无明显差异，经统计学处理 $P > 0.05$。值得引起重视的是 IgA 与呼吸道的免疫功能密切相关，IgA 降低则极易引起上呼吸道感染。临床资料亦表明，患儿多伴有上呼吸道感染，如鼻、咽炎，亦支持患儿免疫功能低下，而感染作为躯体性应激因素使抽动症状加重，形成一个恶性循环，导致本病反复不愈。因此，寻找如何打破这一恶性循环方法，是治疗的有效途径之一。

7. 中医药作用机理与免疫学的关系

在本病病因研究方面，临床上观察到该病症状的恶化常与季节性变态反应、食物中摄入过敏原及使用治疗变态反应的药物有关。有研究表明，TS 患儿外周血总 T 淋巴细胞（CD_3）百分率明显降低，辅助 T 淋巴细胞（CD_4，又称 TH）百分率显著降低，抑制性 T 淋巴细胞（CD_8）百分率升高，CD_4/CD_8 比值明显低于正常儿童；血清 IgG_1、IgG_2 含量明显低于正常儿童，IgG_3、IgG_4 含量无明显变化。提示 TS 的发病可能与细胞免疫功能低下有关。近年来国内部分学者用转移因子等综合治疗 TS 疗效满意，提示调整免疫、改善脑功能的治疗方法对本病的相当一部分病人是合理、有效的。

刘老带领研究生对本病与免疫功能关系进行研究。研究表明，TS 患儿免疫功能低下，TS 患儿较正常儿童 IgA 和 IgG 明显降低，经统计学处理，$P < 0.05$，有显著性意义。尤其值得引起重视的是 IgA 明显降低，提示 TS 患儿呼吸道极易发生感染，而感染作为应激因素使病情加重或反复。这与中医所说的"小儿肺常不足"，易为外邪所侵，是一致的，感受外邪后，易引动内风，此亦即本病"病发于肺"的道理。

研究表明，体现"从肺论治"的息风静宁汤可降低血浆多巴胺（DA）含量，提高机体免疫功能，并能改善临床抽动症状，总有效率为 93.3%，提示息风静宁汤的作用机理：一方面可能通过调节多巴胺系统，另一方面可能通过调节免疫系统，以提高机体免疫功能，减少作为使抽动加重或反复的重要应激因素——上呼吸道感染的机会，从而达到治疗本病的目的。因此，提高机体免疫功能，减少或避免应激因素，是中医药防治 TS 的有效途径之一，其机理还有待于进一步研究。

总之，TS 是一种儿童期起病具有遗传倾向的神经精神疾病，与多巴胺系统异常有关，TS 患儿血浆多巴胺（DA）含量明显高于正常儿童。TS 患儿免疫功能低下，应激因素常常使抽动症状加重，减少或避免应激因素是防止抽动加重或反复的有效方法。TS 患儿的智商虽属正常，但平均智商呈偏低趋势，给患儿在学习上带来较大的困难，也影响了患儿与周围人群的交往，妨碍了智力的发展。大多数 TS 患儿的抽动，在药物治疗的情况之下青春期常被控制，不致影响患者的寿命。产科并发症可能是某些 TS 患者预后不良的一个危险因素。而体现"从肺论治"的息风静宁汤治疗 TS 的机理，可能是通过调节多巴胺系统和调节免疫系统取得疗效，从而为中医药防治 TS 开辟了一条新途径。

8. 发扬中药治疗 TS 的优势

我们用中药治疗 TS 并与西药氟哌啶醇进行对照，经 Ridit 分析，P > 0.05，无显著性差异。说明息风静宁汤治疗 TS 疗效肯定，由于氟哌啶醇为代表的西药有众所周知的不可避免的毒副作用，如产生瞌睡、静坐不能、锥体外系反应、认知迟钝而影响学习等，所以中药治疗本病有着明显的优势，除无毒副作用外，更为重要的是中药息风静宁汤尚具有提高机体免疫功能的作用，通过改善机体免疫功能，达到减少或避免使 TS 抽动加重或反复的应激因素，从而为中医药防治 TS 领域开辟了广阔地前景。

年谱

1925 年出生于江苏扬州仪征市。

1937 年毕业于扬州中学。

1938~1940 年跟随姑丈孙谨臣学习中医儿科。

1941~1948 年上海复兴中医学校学习，毕业后在虹口和南市开业。

1948~1949 年南京国医讲习所学习，任南京首都中医院特约中医师。

1950~1954 年在江苏扬州开业，任卫生工作者协会主任、工商联主任、抗美援朝委员会主任、建桥委员会主任。

1954~1956 年在扬州中医进修学校学习，江苏中医学校师资班学习，曾任中医联合诊所主任。

1957~1959 年奉调北京中医药大学方剂教研室任教。

1959~1966 年北京中医药大学附属东直门医院任儿科教研室组长，《中华儿科杂志》编委。

1967~1978 年任《中国百科全书·中医儿科学分册》副

主编。

1979~1985 年任北京中医药大学东直门医院教授、专家委员会主任、学术委员会主任、老中医经验室主任，中医高等院校教材编审委员，中医儿科学会副会长，北京市人大代表，江苏省扬州中医院名誉院长。

1986~1995 年任北京中医药大学终身教授，高级职称评委会委员、副主任，学位评定委员，儿科研究室主任，全国儿科科研成果评审主任，全国中医高等教育学会儿科分会理事长；全国政协委员，北京市人大代表；《儿科问答题库》主编，《中医儿科大成》主编；获国家"七五"重点攻关项目科技进步奖三等奖和北京市科技进步奖各一项。

1996 年~2000 年获国际人体科学大会论文金质奖，国际 21 世纪中西医结合研讨会金杯奖，香港国际学术交流大会金质奖，美国东方医学会学术交流会金质奖，国际远程医疗大会金质奖，99 国际学术交流会金质奖，美国柯尔比科技情报中心授予"国际著名替代医学专家"，美国 ABI 学会评为"20 世纪 90 年代世界 500 名人之一"。